医生喊你来体检

——10种常见恶性肿瘤的早期筛查

季加孚 杜 鹏 代 敏 主编

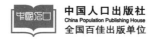

中国人口出版社
China Population Publishing House
全国百佳出版单位

图书在版编目（CIP）数据

医生喊你来体检：10种常见恶性肿瘤的早期筛查 / 季加孚，杜鹏，代敏主编 . -- 北京：中国人口出版社，2022.5（2022.7重印）

ISBN 978-7-5101-8563-2

Ⅰ . ①医… Ⅱ . ①季… ②杜… ③代… Ⅲ . ①癌—诊断 Ⅳ . ① R730.4

中国版本图书馆 CIP 数据核字（2022）第 057109 号

医生喊你来体检：10 种常见恶性肿瘤的早期筛查

YISHENG HAN NI LAI TIJIAN: 10 ZHONG CHANGJIAN EXING ZHONGLIU DE ZAOQI SHAICHA

季加孚　杜　鹏　代　敏　主编

责 任 编 辑	刘继娟
策 划 编 辑	郭弘葳　叶松明
装 帧 设 计	华兴嘉誉
插 画 绘 制	高亦成
责 任 印 制	林　鑫　王艳如
出 版 发 行	中国人口出版社
印　　　刷	北京尚唐印刷包装有限公司
开　　　本	710毫米 × 1000毫米　1/16
印　　　张	12.5
字　　　数	100 千字
版　　　次	2022 年 5 月第 1 版
印　　　次	2022 年 7 月第 2 次印刷
书　　　号	ISBN 978-7-5101-8563-2
定　　　价	49.80 元

网　　　址	www.rkcbs.com.cn
电 子 信 箱	rkcbs@126.com
总编室电话	（010）83519392
发行部电话	（010）83510481
传　　　真	（010）83538190
地　　　址	北京市西城区广安门南街 80 号中加大厦
邮 政 编 码	100054

编委会

编　　辑：白　霞　盛明慧　王　洁

编写单位：中国医药卫生事业发展基金会

北京大学肿瘤医院

北京协和医院

北京抗癌协会

ECS 早癌筛查平台

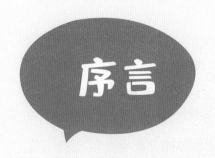

看清自己，远离肿瘤

近年来，肿瘤成为严重威胁人类健康的主要因素之一，我国恶性肿瘤的发病率和死亡率均呈持续上升趋势，平均每分钟就有7人被确诊恶性肿瘤。

控制肿瘤最有效的办法，无疑就是肿瘤的早筛、早诊、早治。早期肿瘤治疗效果好，费用低，更容易被治愈。据统计，早期肿瘤患者医疗费用是中期患者的1/8，是晚期患者的1/100。

然而，很多肿瘤患者早期"没有症状"，因此很难被发现，等有了症状再去就医往往已经是中、晚期了。好在我国的筛查、早诊技术已经达到了世界先进水平，能够发现早期癌症和癌前病变。

所以，每年"两会"都有专家呼吁大家重视早癌筛查，医院里也常会印制一些相关内容的小册子，然而，这些举措对于早癌筛查相关知识及理念的普及，显然是不够的。

有位晚期肿瘤患者曾说："我这一代人没有得到过关于肿瘤筛查的建议，不舒服了，周围也没有人可以咨询、讨论，翻看医学书根本就看不懂，我的孩子们也根本不了解这些。面对肿瘤，全家完全就是'裸奔'的状态！"

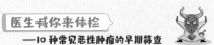

这位患者的说法代表了很大一部分人的心声——我什么时候应该去进行肿瘤筛查，应该做哪些筛查，去哪里做，什么样的生活方式有助于远离肿瘤……这么多的问题，该去哪里找答案？

了解自己，了解在自己身上有可能发生的事情，这并不容易，尤其肿瘤的专业性太强了，普通民众要想知悉掌握，需要比较高的门槛。

值得欣慰的是，这本漫画书的内容和形式，易于读者理解，便于分享、传播。这本书既可以让年轻群体接触到早癌筛查的理念，从中获益，也可以激发中老年群体检视自己，适时给自己的身体做一个初检，以便安度晚年。

这里的漫画，不是配图，不是插画，而是文字之外的另一种丰富的语言。它们和文字一起，直白、简洁、有力地将关于早癌筛查的科普知识传递给读者。

这里的漫画会让我们发笑，帮助我们在轻松愉悦的心境下完成对专业肿瘤知识的学习，尤为重要的是，这本漫画书还能帮助我们以新的眼光看待事物。这正是我们在面临生活中的重大挑战时所需要的。

希望这本书能帮大家看清自己，远离肿瘤。

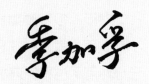

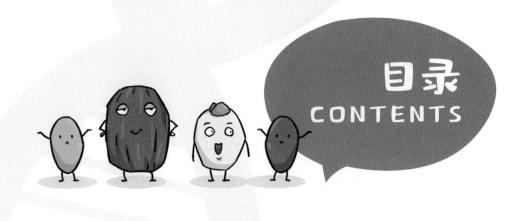

目录 CONTENTS

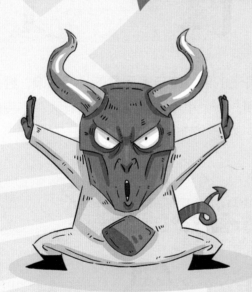

第一章
预防和筛查
比治疗更重要

第一节 从调整生活方式入手

在日常生活中，人们不免有疑惑："这辈子到底会不会得癌症，究竟是先天不足、后天作死，还是单纯靠运气？"

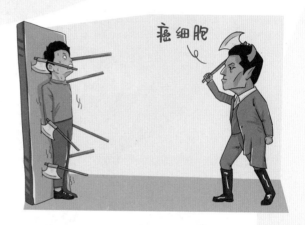

多数发生在中老年人身上的癌症来自多因素的长期影响，经历三年、五年甚至更漫长的时间，一个小小的癌细胞逐渐壮大，不良的生活和饮食习惯等无疑给癌症这趟"危险列车"加了速。

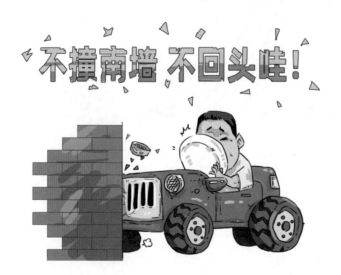

而在生活中应尽量避免这些致癌因素，因为这极可能会让导致细胞癌变的基因继续沉睡。

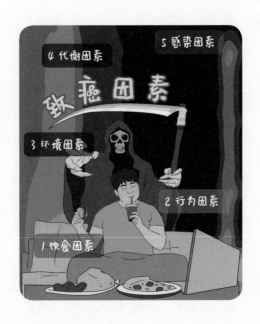

饮食因素 "癌从口入"可不是谣言！

中午小李正在吃饭，手机被妈妈发来的消息霸屏了："警惕！这些癌症都是吃出来的！""'癌症'都是吃出来的！医生：吃东西要小心""你好好吃饭，别乱吃，最好自己做饭！"

小李皱了皱眉头，回了句："妈，你能不能不信谣，不传谣？"

结果吃饭刷抖音时刷到一条消息"夫妻俩无肉不欢，3个月内接连确诊直肠癌"。

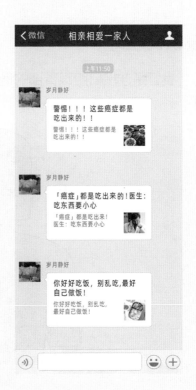

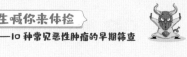

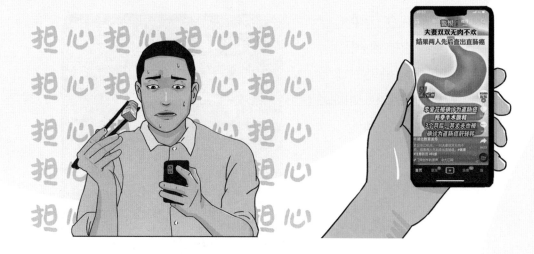

　　小李立刻怔住了，看着送到嘴边的肉，直冒冷汗。

　　俗话说"一个癌字三张口"，病从口入，不健康的饮食方式的确会增加患癌症的风险。

❶ 饮食过烫

　　食管是连接口腔跟胃部的通道，是食物的必经之路。

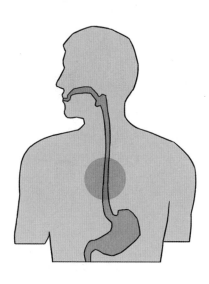

太烫的食物，或者温度太高的热茶、热水（超过 60℃），通过娇嫩的食管黏膜上皮，就会导致黏膜破损、出血。

如果总是吃这些食物，就会导致黏膜上皮反复溃烂、修复、增生，极易引起细胞异形性，诱发食管癌。

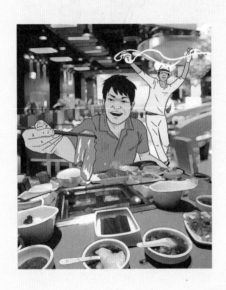
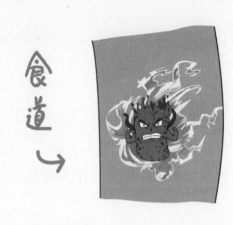

❷ 烧烤、煎炸、烟熏食品摄入过多

肉直接在高温下进行烧烤，脂肪焦化过程中的产物与肉里的蛋白质结合，就会产生"苯并芘（bǐ）""杂环胺（àn）"等多种致癌物，可导致胃癌、肝癌、肺癌等多种癌症。

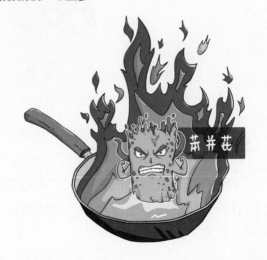

苯并芘

除了烧烤、煎炸、烟熏食品，苯并芘还存在于浓厚的厨房油烟中。当我们津津有味地吃着烧烤、油炸、熏制和腌制的各类美食时，癌细胞有可能在慢慢滋生成长，伺机而动。

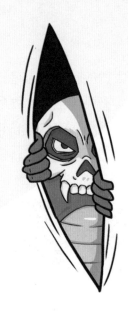

❸ 腌制食物

很多人喜欢吃腌制食品，如腌酸菜、腌咸鱼等，但在腌制食品中，含有一类强致癌物——亚硝酸盐。

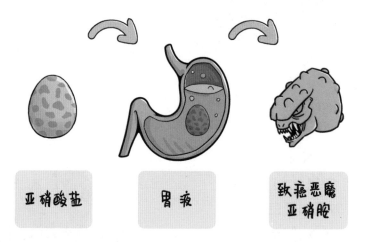

亚硝酸盐　　胃疼　　致癌恶魔亚硝胺

❹ 吃得太咸

和那些饮食清淡的人相比，高盐饮食的人患癌风险增加近两倍。过量的盐会导致渗透压升高、破坏胃黏膜的保护作用，继而增加胃癌的患病风险。

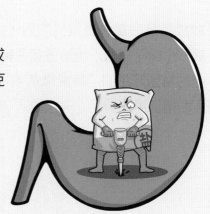

中国营养学会建议，健康成年人每天摄入的食盐不超过6克为宜，约一啤酒瓶盖的量。

⑤ 高脂肪饮食

吃得太油腻，也容易致癌？没错！油炸食品、肥肉、动物内脏、奶油制品等都属于高脂肪食物，偶尔吃吃不用紧张，但过于沉迷，就要当心结肠癌等多种癌症找上门了！

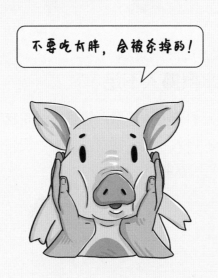

不要吃太胖，会被杀掉的！

⑥ 霉变食物

黄曲霉素藏在发霉的食物，特别是淀粉含量高的食物里。我们常吃的花生、玉米、大米、小米、豆类等食物，在高温潮湿的环境下，都可能成为黄曲霉大量繁殖的乐土。变哈喇的坚果，未洗净的筷子、切菜板，土榨花生油，也难逃黄曲霉的魔爪。

这种霉菌产生的"黄曲霉毒素"是臭名昭著的致癌物，长期低剂量摄入会增加患癌风险，一次摄入20毫克就能直接致命。

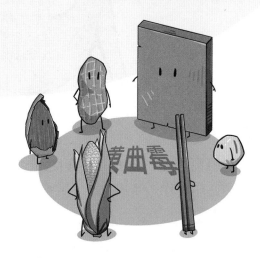

❼ 新鲜蔬菜、水果摄入不足

直肠癌跟饮食习惯有很大关系，如果长时间吃脂肪含量较高的食物，缺少食物纤维的摄入，就容易导致便秘，使粪便在身体内停留的时间延长，从而增加患直肠癌的概率。

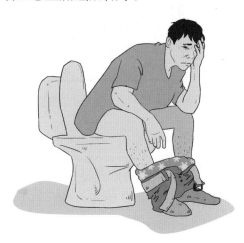

行为因素 这些坏习惯，让癌症"找上门"。

① 吸烟

香烟燃烧时可以释放多种有毒化学物质，对口腔、咽喉、气管、肺部均有损害。研究发现，肺癌、胃癌、胰腺癌、膀胱癌、肝癌、口腔癌、鼻窦癌等多种癌症与吸烟显著相关。

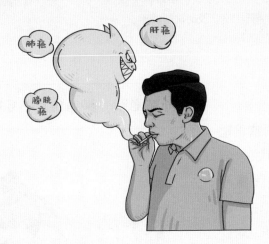

② 烹调油烟、二手烟

女性患肺癌的主要诱因是"二手烟"和"厨房油烟"。长期接触油烟的 40 ~ 60 岁女性，患肺癌、乳腺癌的风险会增加 2 ~ 3 倍。而厨师这一群体患肺癌、鼻咽癌、食管癌的危险性也都更高。

应对之策

减少油烟产生
- 做菜的时候，少油炸、煎、爆炒，多蒸、煮、炖。
- 不要用粗油、毛油，没有精炼过的油和剩油均含杂质，且烟点低，炒菜时会产生更多的油烟。
- 降低炒菜时的油温，不必等到油冒烟后再炒菜。

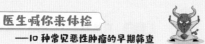
加强通风排烟

- 厨房应多通风，以减少油烟滞留。
- 先开抽油烟机再炒菜，炒完菜继续让抽油烟机工作 5 ～ 10 分钟。
- 定期清理抽油烟机，发现问题及时检修。

做好个人防护

- 炒菜时戴上有防 PM2.5 功能的口罩。
- 做完饭后尽快离开厨房，及时洗脸洗手。

❸ 饮酒

《中国居民膳食指南 (2016)》建议，男性一天饮用酒精量不超过 25 克，女性不超过 15 克，否则即为饮酒过量。

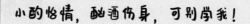

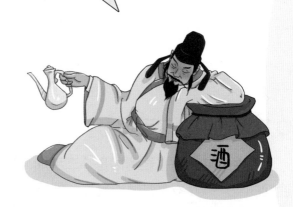

小酌怡情，酗酒伤身，可别学我！

25 克酒精量是什么概念？大概换算下：

白酒：每次不要超过 1 两；

啤酒：每次不要超过一瓶；

红酒：每次限制在一酒杯左右。

但饮酒即便不过量，也会增加某些癌症的发生风险，包括乳腺癌。因此，为了长久的健康和防癌，不饮酒是最佳选择。

❹ 嚼槟榔

有一段时间，在一些地方，槟榔广告铺天盖地，而嚼槟榔不再是中老年男性的专利了，年轻人也吃得飞起。

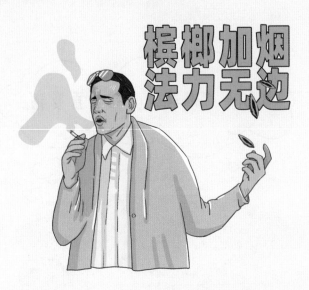

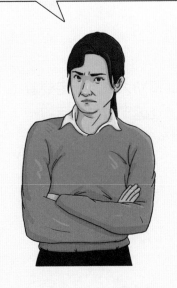

与吸烟一样，槟榔具有成瘾性，长期咀嚼槟榔，其中的致癌物"槟榔碱"和粗糙的纤维可引起口腔黏膜下纤维化，脸变得僵硬，嘴巴张不开，牙齿松动，这是一种癌前病变，经过长期的慢性病理过程，可恶变为口腔癌。

远离槟榔之害，最好的办法是：别试！别考验你的自制力！

11

⑤ 缺乏运动

　　俗话说"好吃不过饺子，舒服不过倒着"。殊不知，缺乏锻炼是较容易被忽略的致癌因素之一。结肠癌、乳腺癌、子宫内膜癌，都与运动量的缺乏有着密切的关系。

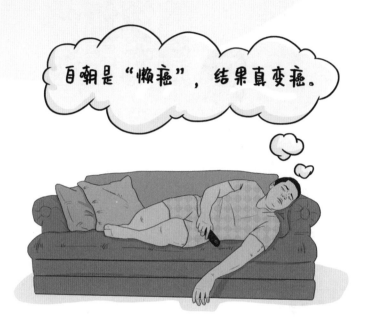

每朝是"懒癌"，结果真变癌。

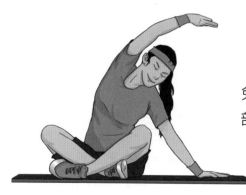

　　在此奉劝大家，一定要避免久坐，让运动成为生活的一部分！

代谢因素 肥胖、糖尿病竟然会致癌？

❶ 体重超标

提到肥胖，大家往往会想到三高（高血压、高血糖、高血脂）会增加心脑血管、内分泌疾病的发病风险。但我们也要警惕，肥胖可显著增加 10 种肿瘤的发病率，包括食管癌、结直肠癌、乳腺癌、胃癌、卵巢癌、胆囊癌、胆管癌、胰腺癌、子宫内膜癌、多发性骨髓瘤等。

对于男性，体质指数（BMI）每增加 5，胆道肿瘤发病率增加 56%，结直肠肿瘤发病率增加 9%。对于女性，BMI 每增加 5，绝经期前乳腺癌的发病率就会增加 11%；而其腰围 – 臀围比每增加 0.1，子宫内膜癌发病率增加 21%。

但幸运的是，肥胖是一种可以逆转的致癌因素，只要坚持健康饮食、锻炼，必要时通过手术治疗等方式减肥，相信大家都能远离肥胖的威胁。

❷ 糖尿病

糖尿病和恶性肿瘤有着千丝万缕的联系。相对于普通人，糖尿病患者罹患肝癌、胰腺癌、子宫内膜癌的风险会升高 2 倍以上，罹患结直肠癌、乳腺癌和膀胱癌的风险则升高 1.2 ~ 1.5 倍。

高血糖与胰岛素抵抗，很可能是诱发肿瘤的"契机"。而尽早干预糖尿病、尽早将血糖控制达标，是预防糖尿病患者患癌最有效的措施。

感染因素 这些癌症会"传染"。

癌症本身并不是一种传染病，但是一些诱发癌症的致癌因素，如细菌、病毒、寄生虫等确实会传染!

表 1-1　常见感染因素与肿瘤的关系

常见感染因素	相关肿瘤
幽门螺杆菌	胃癌
乙肝病毒（HBV）	肝癌
丙肝病毒（HCV）	肝癌、非霍奇金淋巴瘤
人类免疫缺陷病毒（HIV）	宫颈癌、卡波西肉瘤、霍奇金淋巴瘤、非霍奇金淋巴瘤
人乳头瘤病毒（HPV）	口腔癌、咽喉癌、舌癌、宫颈癌、阴茎癌、肛门癌
人类疱疹病毒（EB 病毒）	鼻咽癌、霍奇金淋巴瘤
人类疱疹病毒 8 型（HHV-8）	卡波西肉瘤
华支睾吸虫	胆管癌

第二节 癌症会遗传？
这个检测帮你预知风险！

每次早癌筛查科普中都会提到，建议有肿瘤家族史的高危人群定期进行筛查。有很多人会问："我有亲戚得癌症，我是不是高危人群啊？""大夫，你看到微博热搜了没？妈妈带儿子看病，两人查出患同一种癌，癌症真的会遗传吗？""怎么判断是不是癌症高危人群？"

> 我有亲戚得癌症，
> 我是不是高危人群啊？

> 大夫，你看到微博热搜了没？
> 妈妈带儿子看病，两人查出患同一种癌，
> 癌症真的会遗传吗？

> 怎么判断是不是癌症高危人群？

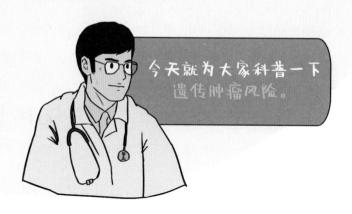

今天就为大家科普一下
遗传肿瘤风险。

首先我们就要来谈一下癌症的本质了。有些人之所以会得肿瘤，其根本原因是身体各种内部因素（细胞分裂）或外部影响（破坏DNA的致癌物），导致有害的基因突变产生并累积，最终导致了肿瘤。因此肿瘤本质上是一种基因病。

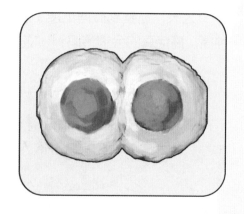

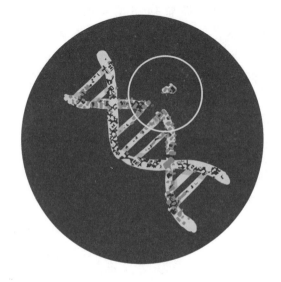

　　而我们每个人的基因都是来自父母的两个拷贝的组合，若其中一个拷贝携带致病突变，就会增加患癌风险。

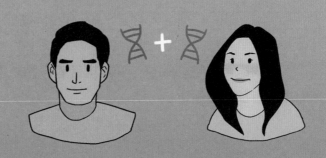

　　因此，像这些增加癌症风险的基因缺陷，直接从父母传给子女，存在于我们身体所有的细胞中，就称为"遗传性癌症基因"或"癌症易感基因"。

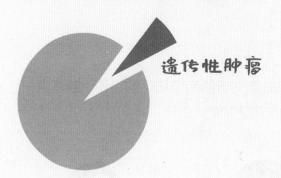

遗传性肿瘤

因此,癌症不是直接遗传的,它遗传的是"易感基因型"。流行病学研究显示,遗传性肿瘤占全部肿瘤的 5% ~ 10%。

不过大家可以放心的是,变异携带者只是患癌风险会增高,并非所有携带者都会患癌。

临床研究表明,部分肿瘤与特定基因之间关系密切,如 CDH1 突变会引起弥漫性胃癌、APC 突变会引起遗传性结直肠癌、VHL 突变会引起遗传性肾癌。

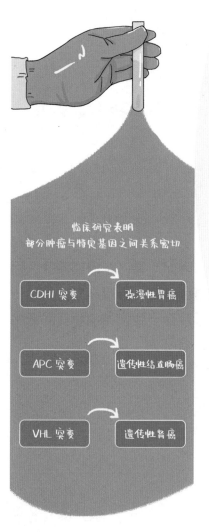

临床研究表明
部分肿瘤与特定基因之间关系密切

CDH1 突变	弥漫性胃癌
APC 突变	遗传性结直肠癌
VHL 突变	遗传性肾癌

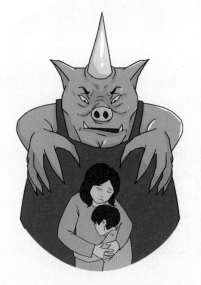

而上面提到的母子患同一种癌症的新闻中，他们患的是"林奇综合征"，典型的遗传性结直肠癌易感综合征。

最"臭名昭著"的当属 BRCA1 和 BRCA2 基因突变。它们与遗传性乳腺癌、卵巢癌直接相关。

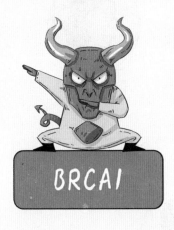 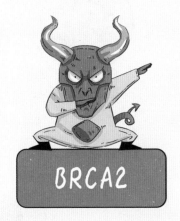

因此，对于有肿瘤家族史的人，若能尽早确定自己是否遗传了致癌突变基因就能更好地预防和监控癌症。

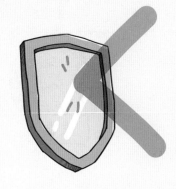

对于三代血亲内出现过肿瘤患者的高危人群，建议进行癌症易感基因的检测。

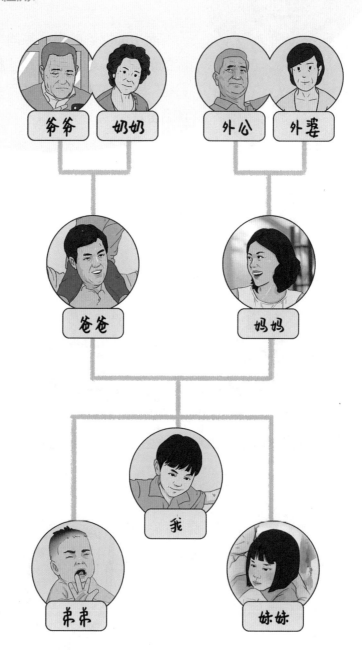

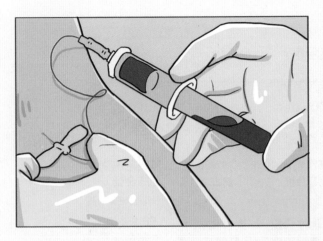

目前适合开展基因检测的癌种包括**乳腺癌、卵巢癌、肠癌、胃癌**等。检测过程相对简单，被检测者只要抽血即可，属于**无创的检测**范畴。

那到底怎么选择靠谱、安全的癌症易感基因检测产品呢?

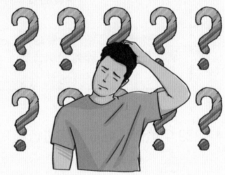

以【HRR& 肿瘤遗传易感 139 基因检测】为例
［已通过三项（CAP/CLIA/ISO15189）国际权威实验室质量认证］
它可以对 16 种常见癌症、

结直肠癌	胃癌	胰腺癌	乳腺癌
卵巢癌	子宫内膜癌	前列腺癌	肾癌
甲状腺癌	头颈癌	多发性 内分泌瘤	视网膜 母细胞瘤
黑色素瘤	嗜铬细胞瘤	软骨肉瘤	多发性 神经纤维瘤

70 多种肿瘤遗传综合征、

Lynch 综合征	Cowden 综合征	Bloom 综合征	MUTYH相关的息肉病
Peutz-Jegher 综合征	PTEN 错构瘤 综合征	范可尼 贫血症	黑斑息肉病 综合征
家族性小叶 性乳腺癌	结构性错配 修复综合征	聚合酶校对 关联的息肉病	李法美尼 综合征
遗传性 弥漫性胃癌	遗传性乳腺癌- 卵巢癌综合征	幼年性息肉病 综合征	……

139 个遗传性癌症基因进行检测。

AIP	CBL	EGFR	FANCD2
GPC3	MLH3	PDGFRA	RAD50
SDHC	TP53	ALK	CDC73
ELANE	FANCE	GREM1	MRE11A
PHOX2B	RAD51B	SDHD	……

在签署基因检测项目知情同意书之后，抽血采集样本，样本送至精准肿瘤中心检测，9个工作日即可出具检测报告，排查常见的癌肿风险。

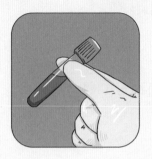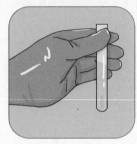

即使检测出存在易感基因，也不必过于焦虑。首先，存在易感基因≠一定患癌；其次，根据检测报告，可以请肿瘤科专家制订更合理的防癌方案，有效降低相应肿瘤的发病风险。

相信通过基因检测、医生指导、定期筛查，一定可以早预防、早发现、早治疗。

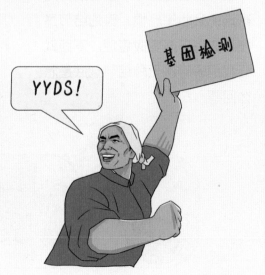

第三节 癌症如何早发现？医生喊你来体检！

体检报告上发现结节？慌了，是癌症的前兆吗？

体检报告上有一个常客——结节。

乳腺结节、甲状腺结节、肺结节是较常见的三种结节，很多年轻人都会遇到，一旦发现，大家难免会心生恐惧，害怕结节是癌症或将来演变成癌症，下面就让我们聊聊这三种结节到底是怎么回事。

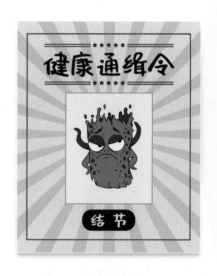

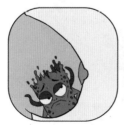

乳腺结节

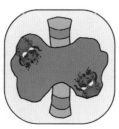

甲状腺结节

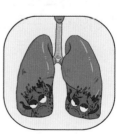

肺结节

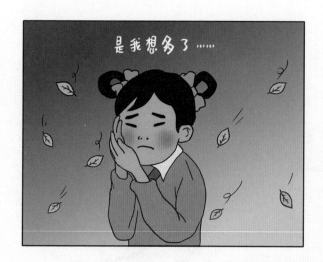

聊之前先给大家吃颗"定心丸"。在大多数情况下，结节和癌症间的距离，就像小学生考虑以后要上哪所大学这么远。

只有当结节生长到影响脏器功能时才要进行干预治疗，因此早发现、早控制加上定期检查才是应对结节最正确的态度。

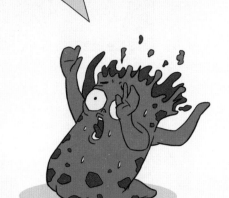

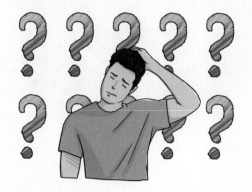

看到这儿可能有人要说，不怕一万就怕万一，出现什么征兆意味着要引起重视了？

有毛刺、结节边界不清、血供丰富，这几项被称为"恶性肿瘤标配"，如果看到这些字眼，一定要及时就医，但具体到不同的结节，还需具体分析。

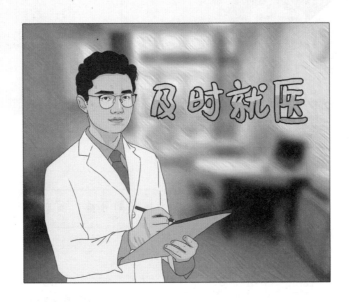

　　乳腺结节主要看乳腺 B 超 / 钼靶。乳腺结节是一大类乳房病变的统称，包括纤维腺瘤、单纯性囊肿、乳腺炎等，大多是良性肿瘤，4% ～ 10% 为恶性。

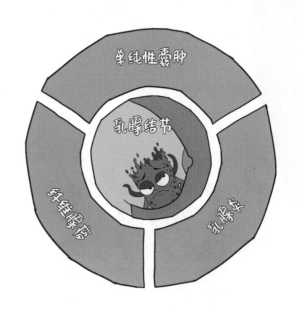

如报告有以下描述，则要警惕恶性的可能，并及时就诊：

结节边界不清，形态不规则；

边缘毛刺样；

后方衰减；

簇状钙化；

纵横比大于1。

甲状腺结节需要查一查颈部B超。甲状腺结节绝大多数是良性的，只有约10%是恶性的。

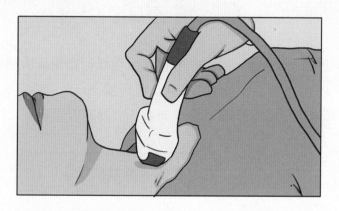

一旦超声检查发现结节有问题，可能就需要进一步做细针穿刺，取病理明确诊断。

甲状腺超声报告上出现以下字眼要提高警惕，并及时就诊：

结节边界不清；

结节内低回声；

结节内点状钙化（也称沙粒样钙化）；

结节纵向直径大于横向直径；

周围的淋巴结有钙化或囊性变。

肺结节主要看胸部 CT。恶性概率总体在 10% 以内。

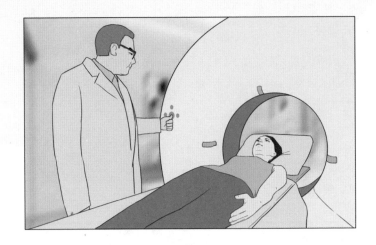

年龄在 40 岁以上，吸烟 ≥ 20 包年（包年：指每天吸烟多少包乘以持续多少年，例如 20 包年指每天 1 包持续 20 年，或每天 2 包持续 10 年），其中包括戒烟时间不足 15 年者，需要高度重视。

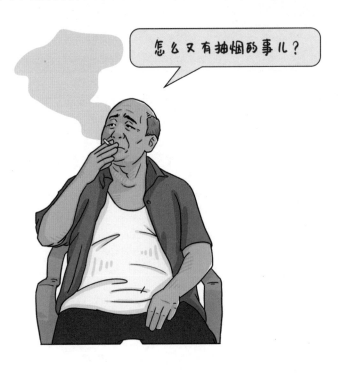

怎么又有抽烟的事儿？

如果发现以下危险信号，一定要重视，并及时就诊：

结节边界不清，有分叶、毛刺；

结节 ≥ 8 毫米；

结节形态呈磨玻璃状，尤其是伴有实性成分的磨玻璃结节；

密度不均匀，实性成分高。

其实，对于大多数没有恶性征兆的结节，我们可以把它当成一颗长在身体里面的"痣"，仅需定期观察即可，不必盲目追求手术彻底切除。

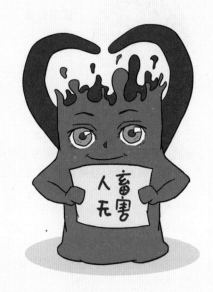

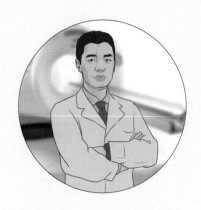

切记，如果体检发现结节，我们要及时到医院就诊，听取专业医生的判断和建议后，再做决定。

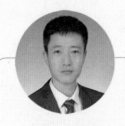

审稿专家

王天笑
北京大学肿瘤医院头颈外科 副主任医师

中国临床肿瘤学会（CSCO）头颈肿瘤专家委员会委员
中国抗癌协会甲状腺癌专业委员会青年委员

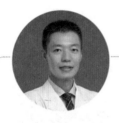

审稿专家

杨 飏
北京大学肿瘤医院乳腺中心 副主任医师

中国抗癌协会乳腺癌专业委员会青年委员
北京抗癌协会科普专业委员会委员
北京抗癌协会早癌筛查专业委员会青年委员
主持参与省部级科研相关项目2项
参与北京市人才计划"青苗计划"
专业擅长:原发性乳腺癌的筛查、诊断及综合治疗。擅长原发性乳腺癌相关前哨淋巴结活检手术、保留乳房手术、乳腺癌改良根治手术、乳腺癌部分重建及全切加假体重建、术中放疗等；原发性乳腺癌新辅助化疗、辅助化疗及靶向治疗，新辅助及辅助内分泌治疗等。

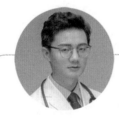

审稿专家

黄 淼
北京大学肿瘤医院胸外科 主治医师
北京抗癌协会早癌筛查专委会青年委员会委员

从息肉到癌症的距离有多远？听肿瘤专家们怎么说。

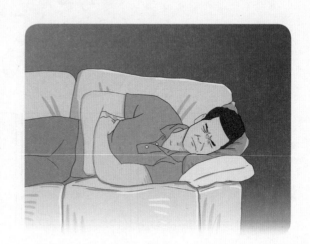

小陈最近总是胃疼、胃胀，还有点消化不良，去医院一查胃镜，发现里面长了息肉。

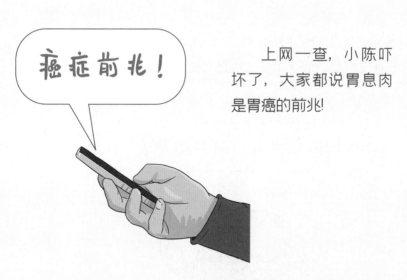

癌症前兆！

上网一查，小陈吓坏了，大家都说胃息肉是胃癌的前兆!

想知道息肉到底距离癌症有多远，就让我们一起接着往下看吧。

在现代医学中，息肉是指生长在人体黏膜表面的赘生物，上到鼻腔、口腔，下到肠胃、胆囊等都是息肉喜欢生长的地方。

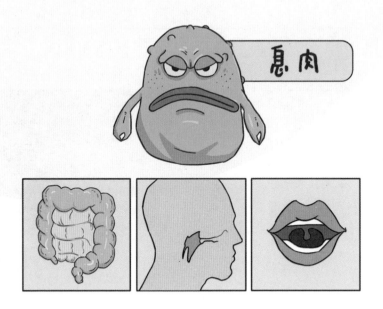

息肉通常会以生长的部位命名，例如：鼻息肉、胃息肉等。如果一个部位生长2个以上的息肉，则被称为"多发性息肉"。

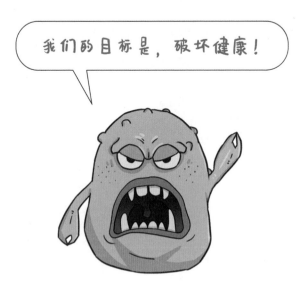

通常来讲，息肉比较小时基本没什么感觉，大多是在治疗相关部位的其他疾病或者是做内镜检查时才会被发现。

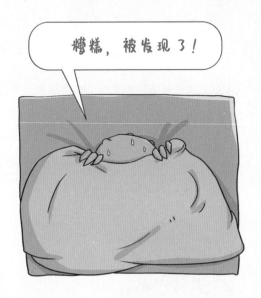

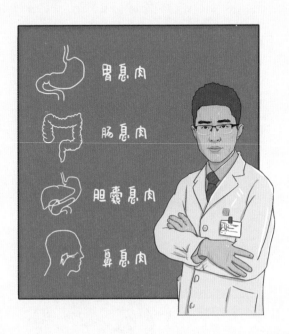

大多数息肉是良性的，一般情况下不会对生命造成威胁，即使癌变，也要经过较长时间（5~15年），但也不能一概而论，需要具体问题具体分析。

胃息肉大部分为良性的，常在胃镜检查中被发现。

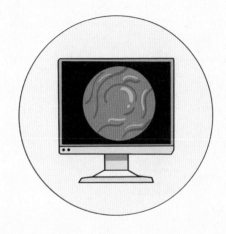

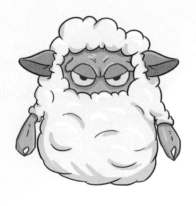

需要注意的是，直径大于 2 厘米的绒毛状瘤性息肉（腺瘤性息肉）癌变率最高可达 40%。

2 厘米

肠息肉常因肠炎做肠镜时被发现，非腺瘤性息肉一般不易癌变，腺瘤性息肉则有癌变的风险。

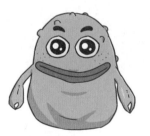

非腺瘤性息肉

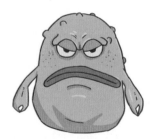

腺瘤性息肉

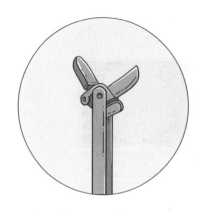

息肉是否属于"腺瘤性息肉"，只有病理检查才会体现出来，因此一定要关心病理结果。

胆囊息肉有癌变可能，但癌变率很低，常在 B 超检查中被发现。

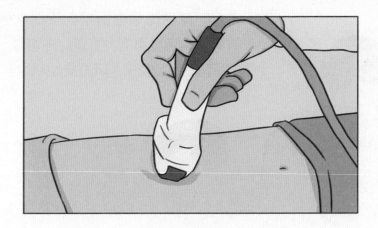

一旦胆囊息肉呈现以下特点，则恶变风险会增高：

息肉直径 > 10 毫米；

合并胆囊结石，短期内增长比较迅速的；

单发性息肉（胆囊中单发息肉癌变率更高，多发性息肉癌变率低）。

鼻息肉癌变风险
很低，小的息肉基本
无症状，但会随时间
慢慢长大。

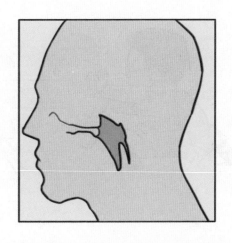

大的鼻息肉则会出现以下症状：长时间流鼻涕、鼻塞、打鼾，还可能引发耳鸣、嗅觉丧失、听力减退等。

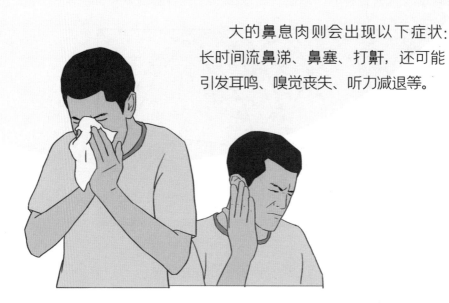

总的来说，大部分息肉是良性的，但是也有癌变的风险。医生会根据癌变风险制订具体的观察、复查、治疗计划，最大可能防止癌变，或将癌早期切除。

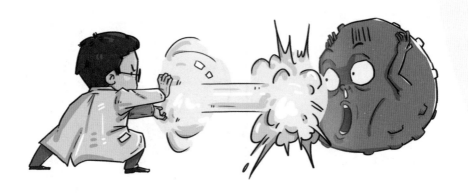

最后提醒大家，息肉常常悄无声息地来，长得慢，藏得深。养成定期体检的习惯非常重要，因为就算息肉被切除了，也可能反复再生。

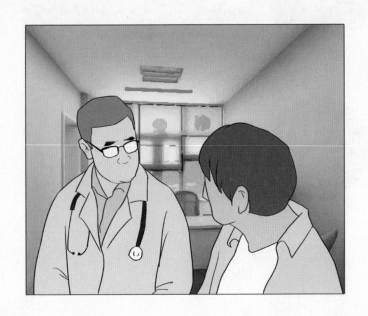

因此，一旦发现息肉，一定要遵照医嘱进行治疗并定期复查，同时也要积极培养良好的生活习惯，加强锻炼，尽可能预防息肉的发生。

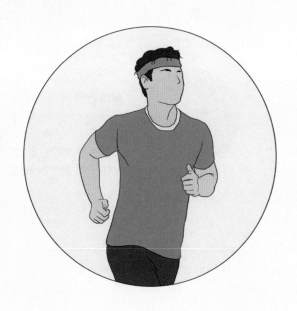

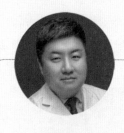

审稿专家

邢加迪

北京大学肿瘤医院胃肠肿瘤中心

四病区副主任 副主任医师 医学博士

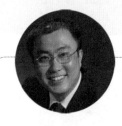

审稿专家

李 明

北京大学肿瘤医院胃肠肿瘤中心主任

主任医师 副教授

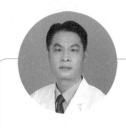

审稿专家

谢 于

中国人民解放军火箭军特色医学中心

肝胆外科副主任 副主任医师 副教授

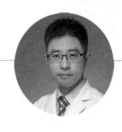

审稿专家

段 甦

首都医科大学附属北京同仁医院鼻过敏科

主任医师 副教授 硕士研究生导师

体检"肿瘤标志物"指标升高＝得了癌？

最近小张的公司为员工安排了体检，结果平时身体一向健康的他却被检查出肿瘤标志物指标值比正常值高一些。

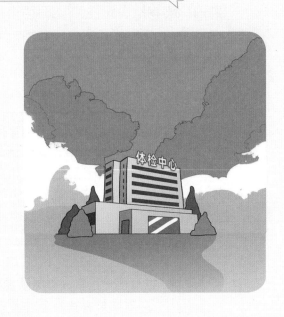

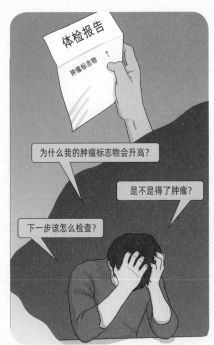

小张开始紧张起来："为什么我的肿瘤标志物会升高？""是不是得了肿瘤？""下一步该怎么检查？"

下面我们就来聊一聊"肿瘤标志物"这个话题。

肿瘤标志物指由恶性肿瘤细胞产生或正常细胞受到肿瘤环境刺激所产生的物质，理论上，它可以提示肿瘤的发生，但不是必然。

有的癌症患者肿瘤标志物指标可完全正常

也有许多肿瘤标志物的升高
可为炎症反应或良性肿瘤所致

也有部分正常人群某项肿瘤标志物
可轻度升高，没有明显意义

肿瘤标志物升高＝癌症？

肿瘤标志物的升高要长期的、连续的，而且升高的数量比较高，才有意义。

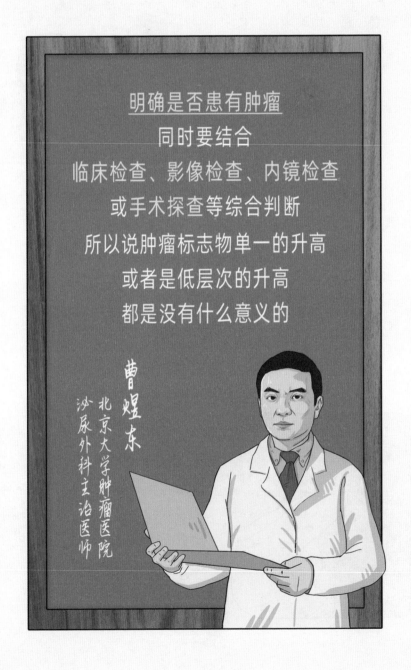

明确是否患有肿瘤
同时要结合
临床检查、影像检查、内镜检查
或手术探查等综合判断
所以说肿瘤标志物单一的升高
或者是低层次的升高
都是没有什么意义的

曹煜东
北京大学肿瘤医院
泌尿外科主治医师

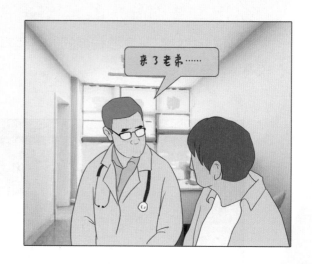

因此，查出肿瘤标志物轻度升高，也不用过分担心，建议去医院就诊，进一步检查。

需要注意的是，肿瘤标志物在以下高危人群中的检测价值更高：

亚健康或 40 岁以上健康人群；
长期接触致癌物质或从事高污染厂矿工作人群；
身体出现"癌症信号"的人群；
癌症高发地区或有癌症家族史人群。

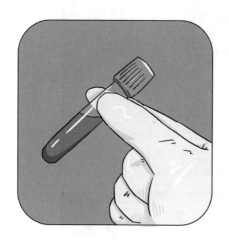

肿瘤标志物有很多种，且作用也不一样，可动态监测治疗效果和是否复发，也可以判断肿瘤分期，其中 PSA、AFP 还可以作为早期筛查的指标。

此外，每种肿瘤标志物和癌症并非对应关系，一种肿瘤标志物，也可能与多种肿瘤相关。

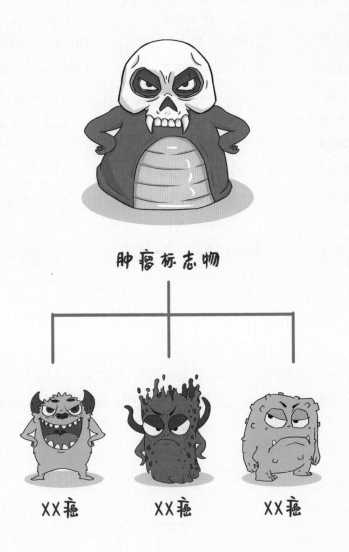

肿瘤标志物

XX癌　　XX癌　　XX癌

当肿瘤标志物出现异常升高，报告单上会用"↑"表示。

肿瘤种类	首先关注的指标	辅助指标
肝细胞癌	AFP↑	CEA、CA19-9等↑
胃癌	CA72-4↑	CA19-9、CEA等↑
结直肠癌	CEA、CA24-2↑	CA72-4、CA19-5等↑
胰腺癌	CA19-9↑	CA72-4、CA19-5等↑
乳腺癌	CA15-3↑	CEA、CA27、CA29↑
非小细胞肺癌	CYFRA21-1↑	CEA、CA125↑
前列腺癌	PSA↑	—
小细胞肺癌	NSE、ProGRP↑	—
卵巢癌	CA125↑	CEA、AFP等↑
宫颈癌	SCC-A↑	CA125、CEA等↑
甲状腺癌	甲状腺球蛋白、降钙素↑	NSE↑

最后想强调的是：

- 肿瘤标志物升高可能提示肿瘤风险，建议前往医院就诊复查。
- 肿瘤标志物只能起到辅助诊断作用，确诊还需进一步检查。
- 早期发现癌症不能只靠肿瘤标志物这一个指标，需根据不同人群进行针对性的防癌筛查。
- AFP、PSA、CEA 三个指标异常升高，需格外重视。

不同人群怎么查?

肿瘤种类	高危人群	筛查方法
肺癌	老烟民、有肺癌家族史者,等等	胸部低剂量螺旋CT
乳腺癌	有乳腺癌家族史者、未生育或生育年龄过晚者,等等	临床检查、乳腺B超、钼靶射线
胃癌	慢性萎缩性胃炎、慢性胃溃疡、胃息肉患者,等等	胃镜检查
大肠癌	直系亲属患有大肠癌者,长期患有溃疡性结肠炎患者,等等	大便隐血试验(FOBT)、肛门指检、肠镜检查

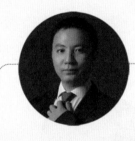

审稿专家

曹煜东

北京大学肿瘤医院泌尿外科 主治医师

北京抗癌协会早癌筛查专业委员会秘书
毕业于北京大学医学部,获外科学博士学位。多次作为讲者在中华医学会泌尿外科年会(CUA)、美国泌尿外科年会(AUA)等大会上进行发言。参与多项国际及国内临床试验。共发表中英文论文十余篇。擅长泌尿系肿瘤及男生殖系肿瘤的综合治疗,包括微创手术治疗、化疗、靶向治疗、免疫治疗等。

30岁，早过了"假装体检"的年纪，今年换早癌筛查吧！

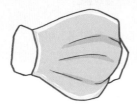

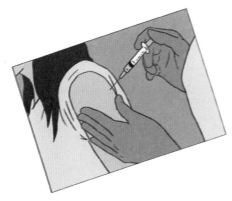

预防新冠病毒的你，戴口罩、打新冠疫苗、定期核酸检测……

而预防癌症的你，好像只有每年象征性地"体检"一次：抽血、彩超、五官检查、视力检查、DR……半天时间，不足千元！

查不对、查不到、查不全的体检，危险系数堪比新冠肺炎疫情期间戴了一个不合格的口罩，一不小心，就错过了最佳治疗时机。

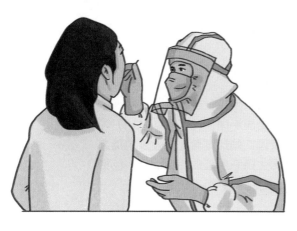

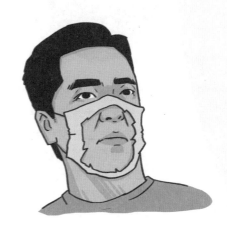

体检≠早癌筛查

根据国家癌症中心发布的数据显示：在中国，每年新发癌症病例达 429 万例，每年死亡癌症病例达 281 万例，全国**每天约 1 万人**确诊癌症。

过了 30 岁，更需要的是一份实实在在的"健康"。

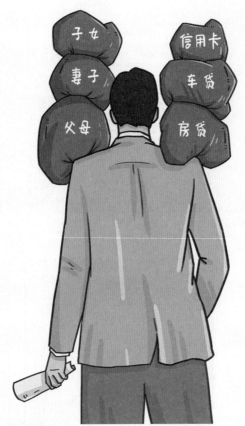

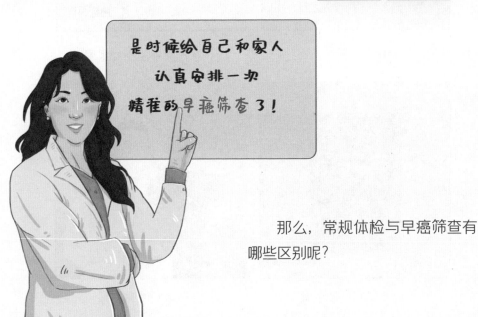

是时候给自己和家人认真安排一次精准的早癌筛查了！

那么，常规体检与早癌筛查有哪些区别呢？

47

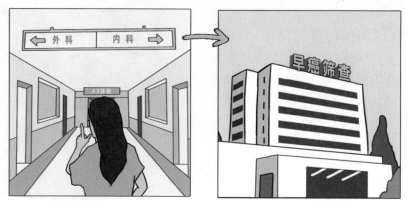

每年常规体检　　　　　　私人定制癌筛套餐

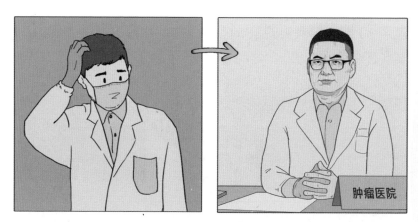

普通的体检医生　　　　　肿瘤医院的高年资专家

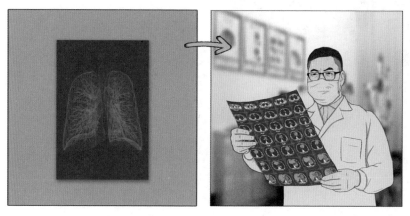

X光的模糊平面图像　　　　CT的清晰立体影像

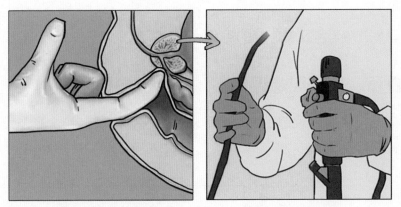

简单的触诊、指检

胃肠镜等内镜捡查

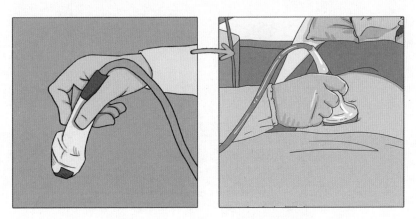

5分钟的B超

40分钟的精细检查

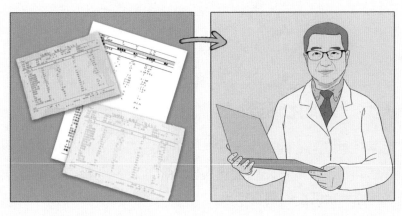

看不懂的体检数据

权威专家解读报告

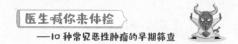

早癌筛查流程又是怎样的呢？

第❶步 癌症风险评估

根据个人患癌风险因素，有针对性地主筛高危人群、高发癌种，避免过度检查。

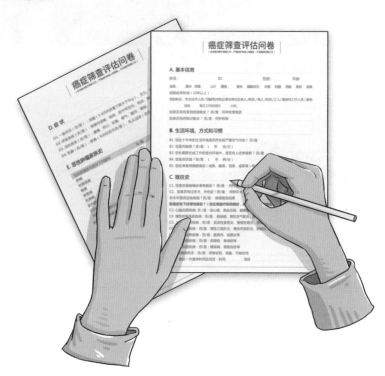

第❷步 个体化筛查

专家将通过与您沟通交流，详细了解您的身体情况，并结合癌症筛查评估问卷以及既往阳性检查报告，判断发生概率较高的癌种，进而选择与癌种相匹配的筛查项目。

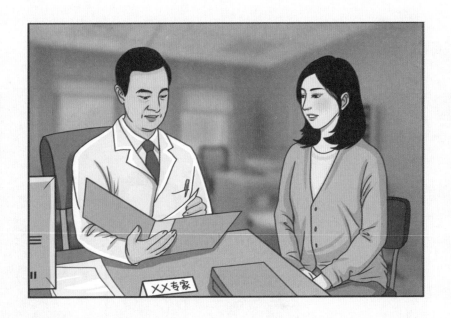

第❸步 专业的检查诊断

　　由肿瘤专科的B超、影像、内镜及病理专家组成的专家团队进行检查，全过程技术权威、检查规范、判读结果精准，最大限度避免漏筛。

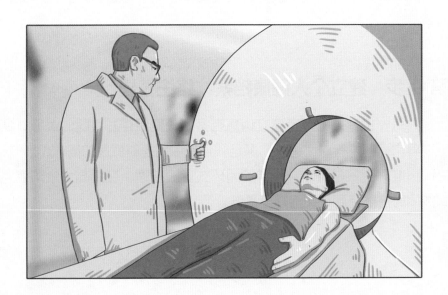

第❹步 一对一解读

区别于一般体检"只出报告不解读，理解完全靠自己"的模式，高质量的早癌筛查可以提供全程一对一的肿瘤专科专家解读。

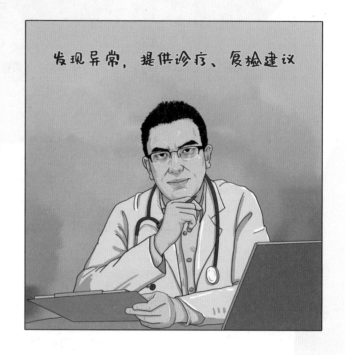

发现异常，提供诊疗、复检建议

总检医生会根据各项检查的结果，为客户提供涵盖诊断级别的建议，并逐一给出指导意见，制订详细的随诊及复诊计划。

如果检查结果有指标的异常，还可第一时间提供诊疗意见及复检方案。

第❺步 建立个人健康档案，终生管理

为每一位早癌筛查者建立信息档案，长期保存并可随时调取，便于对异常问题进行对比追踪，满足筛查者今后随时就医的需求。

精准筛查只是开端，科学的闭环式健康管理，在提高大众防癌意识的同时还能将患癌风险降至最低。

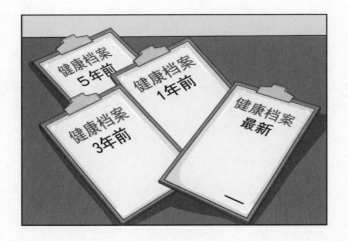

发现一例早癌

挽救一条生命

幸福一个家庭

在生命的黄金时期，关注您和家人健康

早癌筛查可以给您一个安心的未来

提示

　　像一切医学新技术一样，应用初期价格较贵，有些项目没有被医保覆盖，目前国内开展早癌筛查的机构还不多，我们期待随着科技进步和经济社会发展，这项惠及人类健康的技术早日普及。

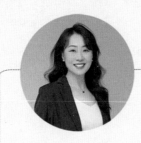

审稿专家

侯晓璐
北京京西肿瘤医院早癌筛查中心 副主任

53

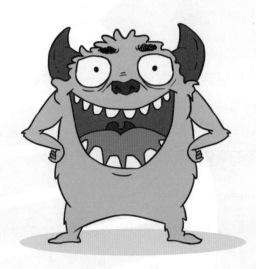

第二章
知己知彼，
有的放矢

第一节　听听医生的"肺"腑之言

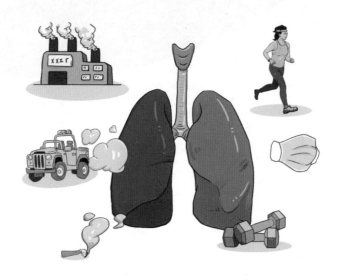

　　肺癌是中国第一大癌症，也是死亡率最高的肿瘤，中国肺癌患者五年生存率低于 20%。肺癌从萌芽、发展到死亡是一个长期的过程，大概会持续数年。肺癌在后期病程会加速发展，而在前期病程则发展缓慢。因此，对肺癌高危人群进行早期筛查很重要，力争"早发现，早治疗"，是降低肺癌死亡率的有效措施。

> 30 岁后的我看体检报告瑟瑟发抖，肺结节是不是离肺癌不远了？

　　不知道大家有没有这样的感受，年轻的时候体检就如走过场，体检完只要草草看两眼报告就可以继续自信地开心折腾。

但 30 岁后体检，每一次都胆战心惊。这不，薇薇这次体检完看报告，意外发现自己胸片提示竟然有个"肺部结节"！

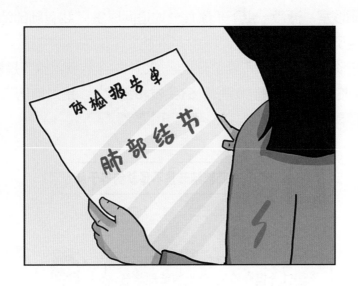

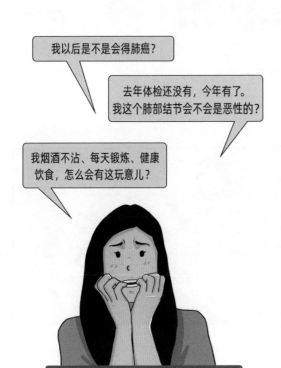

她不禁心中一惊！脑中闪过各种疑问："我以后是不是会得肺癌？""去年体检还没有，今年有了。我这个肺部结节会不会是恶性的？""我烟酒不沾、每天锻炼、健康饮食，怎么会有这玩意儿？"

想着想着她开始坐立不安，焦虑不已，第二天立刻挂了医院胸外科的号。

来到诊室，薇薇一坐下来就焦急地追问医生："我有肺部结节是不是就约等于肺癌了？"

医生淡定地回答："不要过分担心，90％以上的肺部结节是良性的。部分肺部的结节就像是肺里的'白头发和皱纹'，是人体正常老化的表现，你现在去做个胸部 CT，我们再来看看。"

 我有肺部结节是不是就约等于肺癌了？

不要过分担心,90%以上的肺部结节是良性的。部分肺部的结节就像是肺里的"白头发和皱纹"，是人体正常老化的表现，你现在去做个胸部 CT，我们再来看看。

听完这些话，薇薇就放心多了，去做了个胸部 CT。相比于体检时的胸片，低剂量螺旋 CT 更能发现几毫米的微小病灶，能发现位置刁钻的肿瘤，更易发现早期肺癌。

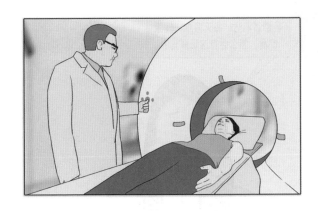

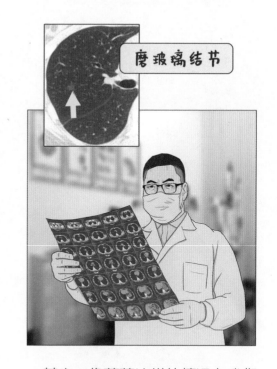

磨玻璃结节

经胸部 CT 检查发现，胸片提示的"肺部结节"只是一个血管影，但 CT 发现薇薇的肺上有一个磨玻璃结节，好在结节不严重，接下来她只需要密切随访观察即可。

得到结论后薇薇彻底放下了悬着的一颗心，也更坚定了她每年定期体检的决心。

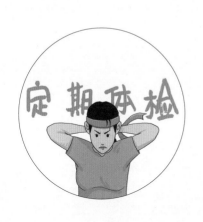

定期体检

其实，像薇薇这样的情况在我们身边也时常发生。随着低剂量螺旋 CT 检查的广泛应用，不少人会发现肺上有磨玻璃结节。不用过分紧张和担心，事实上，肺部各种炎症、水肿、纤维化等非肿瘤病变也可能表现为磨玻璃结节，所以，有了检查结果一定要请专业医生进行判断。

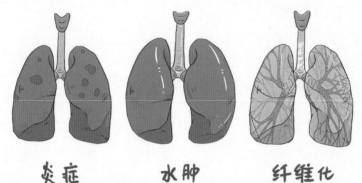

炎症　　　　水肿　　　　纤维化

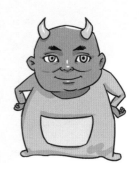

对小的"纯磨玻璃样结节"，我们只要静观其变，密切随访观察即可。

如果在复查过程中发现结节变大、密度变实、实性成分增多，就需要及时治疗。

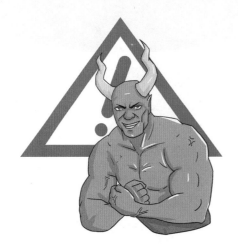

之所以对肺部结节闻之色变，主要是因为肺癌带给大家的恐惧太大，这个全球发病率、死亡率数一数二的癌症就像一个炸弹潜藏在身边，随时可能威胁到自己的安全。

其实，只需要定期做胸部 CT 检查就有助于发现早期肺癌，做到有效早筛，降低风险，尤其是以下肺癌高危人群，每年都应做一次低剂量螺旋 CT 检查。

有肺癌家族史者；

长期暴露在污染环境中者；

长期吸烟者；

常暴露于烟雾 / 二手烟中的 45 岁以上女性。

如果发现肺部有结节,应在医生的指导下每隔三个月、半年或一年进行一次复查。

当然,除了定期给肺做个"体检"外,我们同样需要关注肺的健康,生活中可以通过健康的生活方式减少外来物质对肺的损伤:戒烟、拒绝二手烟;远离粉尘与电离辐射环境;居家保持空气通畅;下厨时,请打开抽油烟机;多锻炼、均衡营养,增强免疫力等,总而言之,早筛 + 预防就是王道!

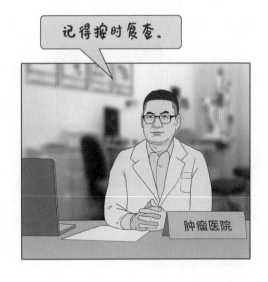

记得按时复查。

肿瘤医院

听听医生的"肺"腑之言。

老王今年 50 岁,平时不抽烟、不喝酒、不烫头,最喜欢的就是户外运动,一口气上五楼,不费劲,但体检时,却意外发现患上了肺癌。老王很是震惊,觉得癌症是离自己很遥远的事情,自己怎么就摊上了这种病呢?

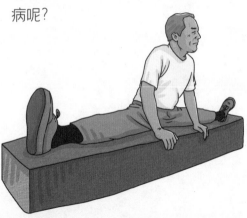

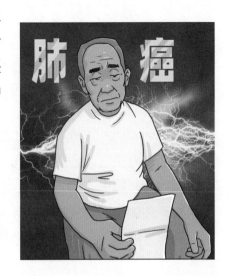

肺癌

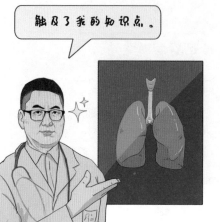

触及了我的知识点。

不吸烟就不是高危人群？
发现肺癌就等于判了死刑？
男性比女性更容易患肺癌？
体检做胸片检查，就能查出
有没有肺部肿瘤？

下面有请阎教授为大家"肺"心讲解。

工业化进程进入 21 世纪以后，我国肺癌的发病率越来越接近发达国家，在国内呈现的差异表现为：城市高于农村，男性略高于女性，吸烟人群明显高于不吸烟人群。

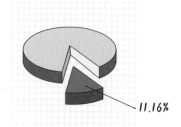

11.16%

肺癌占所有肿瘤新发病例

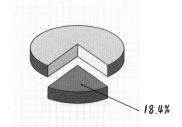

18.4%

肺癌占所有肿瘤死亡病例

注：来自2015年中国癌症统计数据。

吸烟是引起肺癌的首要原因，其他因素还包括：

年龄 > 40 岁，吸烟史超 20 包年；
长期暴露于二手烟环境中超 20 年；
有职业暴露史（石棉、铍、铀等接触者）；
有恶性肿瘤病史或肺癌家族史；
有慢性阻塞性肺疾病或弥漫性肺纤维化病史。

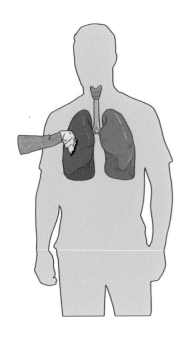

由于早期与中晚期的肺癌生存率相差悬殊，能否早期发现、早期治疗就显得至关重要，如果出现了以下症状，应当及时就医检查：

持续性干咳无痰；

痰中带少量血；

胸部隐痛或钝痛；

声音嘶哑；

腰痛、脊柱部位疼痛。

很多人体检时会做 X 光片检查，但它检查出早期肺癌的概率仅有 0 ～ 15%。肺癌筛查的正确打开方式：建议首选低剂量螺旋 CT 检查，它发现 I 期肺癌的概率要比胸片高出 5 ～ 6 倍，且操作起来比较简单、没有创伤。

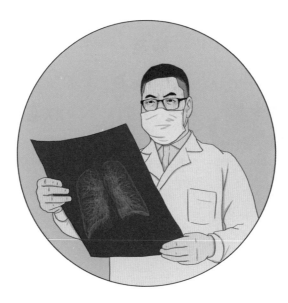

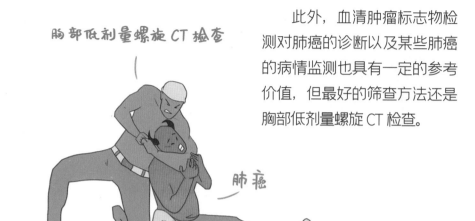

胸部低剂量螺旋 CT 检查

肺癌

此外，血清肿瘤标志物检测对肺癌的诊断以及某些肺癌的病情监测也具有一定的参考价值，但最好的筛查方法还是胸部低剂量螺旋 CT 检查。

肺癌虽是名副其实的头号"健康杀手"，然而，很多人不知道的是，绝大多数"早期肺癌"患者是可以被治愈的，5 年内存活率高达 90%，有的甚至可以达到临床上的治愈。

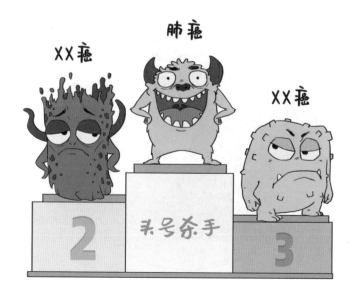

肺癌

XX癌

XX癌

早期肺癌主要以手术治疗为主，辅以药物治疗；中期肺癌则涉及手术、放疗、药物3种手段的综合运用；到了肺癌晚期，手术和放疗作用更弱，因此变成以药物为主的治疗，包括化疗、靶向治疗和免疫治疗。

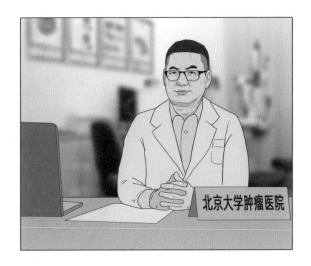

随着医学事业的发展，肺癌从一种"死神来了"的急性病逐渐演变成可防可控的"慢性病"，只有早期诊断、早期治疗才会让大家尽量少遇到晚期肺癌。

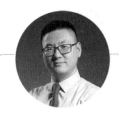

审稿专家

阎 石
北京大学肿瘤医院胸外科 副主任医师

国际肺癌研究协会（IASLC）会员
中国医疗保健国际交流促进会胸外科分会青年委员会委员
北京医学奖励基金会肺癌青年医学专家委员会委员
北京医学会胸外科分会青年委员会委员
北京抗癌协会第一届青年理事会理事
《癌症进展》杂志审稿专家
擅长：肺部结节的鉴别和处理，肺部磨玻璃结节的合理治疗，肺癌的标准化手术治疗，复杂肺癌综合治疗，肺癌诊断和合理化、个体化治疗方案的制订；食管癌的外科治疗；纵隔肿瘤的外科治疗等。

第二节 防止"病从口入"，保"胃"平安

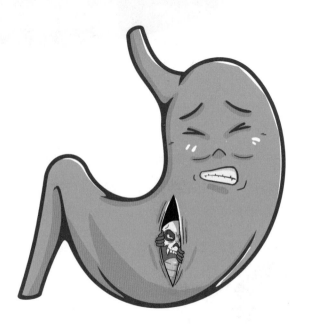

据统计，我国每年约有 40 万人死于胃癌，约有 85% 的胃癌患者发现时已处于中晚期，5 年生存率低于 40%。

始发阶段的小胃癌、微小胃癌患者术后 10 年生存率可达 100%；早期胃癌患者术后 5 年生存率为 90%；进展期胃癌患者术后 5 年生存率低于 30%，尤其是晚期胃癌患者术后 5 年生存率仅为 14%，末期胃癌患者术后 5 年生存率不足 5%，已经完全失去了治疗的意义。胃癌的早期发现、早期诊断、早期治疗无疑是提高胃癌生存率的关键。

因此，在胃癌高危人群中进行筛查，早发现、早诊断、早治疗是改变我国胃癌诊治严峻形势的高效可行途径。

警惕！每2个人里就有1人感染"胃癌细菌"。

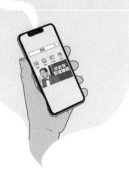

随着新闻频频弹出年纪轻轻确诊胃癌的信息，很多人才突然意识到胃癌越来越爱跟年轻人杠上了，甚至每个人身边都不难找到胃癌患者。

随着新闻频频弹出年纪轻轻确诊胃癌的信息，很多人才突然意识到胃癌越来越爱跟年轻人杠上了，甚至每个人身边都不难找到胃癌患者。

胃癌在中国的发病率第二，死亡率第三。时间每过去65秒，中国就多1人因胃癌离世。它就像一个潜在杀手，随时可能引爆我们的生活。

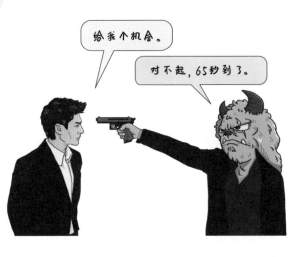

给我个机会。

对不起，65秒到了。

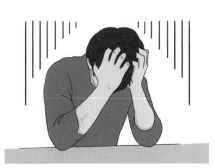

我经常胃胀胃疼，会不会也是胃癌？

火锅啤酒烧烤小龙虾，还时常"007"，我会不会被胃癌盯上？

我要不要做个胃镜？

胃镜是不是很可怕？

67

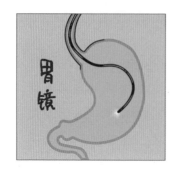

年轻人是该端正自己对胃癌的态度了，不能觉得胃癌离自己很远。胃镜是最直接、最准确的检查手段。

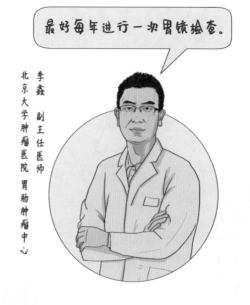

最好每年进行一次胃镜检查。

北京大学肿瘤医院 胃肠肿瘤中心 李鑫 副主任医师

根据筛查指南，建议 40 岁以上，尤其是有胃癌家族史、幽门螺杆菌感染的人群，每年进行一次胃镜检查。

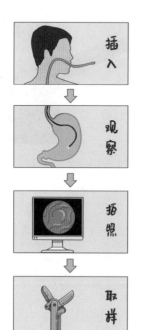

插入

观察

拍照

取样

如果常出现胃疼、胃胀、胃溃疡，建议做个胃镜检查。做胃镜检查的主要目的是发现胃内病变。胃镜其实并没有大家想的那么可怕，除了插入时会产生想呕的异物感外，一般不会产生不良反应。

通过插入一观察一拍照一取样四个步骤，5 ～ 10 分钟即可完成检查。如果实在害怕可以做个全麻胃镜，若是发现疾病，早治疗、早康复。

除了胃镜，重点要给大家介绍一下幽门螺杆菌，它是慢性胃炎的主要致病原因之一，可引起腹胀、腹痛、嗳气、反酸、恶心、口臭等症状。

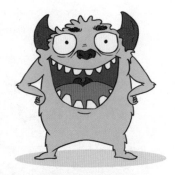

幽门螺杆菌（简称HP）

据资料显示，15%～20% 携带幽门螺杆菌的人会得消化性溃疡，1% 会发展成胃癌、淋巴瘤等恶性肿瘤。因此，幽门螺杆菌被列为 I 类生物致癌因子，而中国 HP 感染率高达 59%，大约 7 亿中国人的身体里都住进了 HP 这个"小恶魔"！

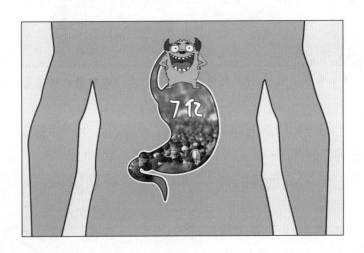

【幽门螺杆菌】

作为一种微厌氧的细菌，天天泡在胃液的强酸里，还能生长繁育且子子孙孙无穷尽，简直是人体内"打不死的小强"。面对如此凶狠的敌人，我们该何去何从？

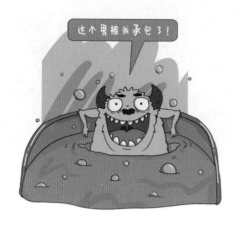

要治病，先识病才能知己知彼。

要确定自己有没有感染HP，通过以下2种小方法就可以确定。

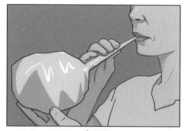

呼气试验，碳13/14呼气试验

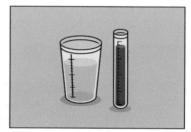

幽门螺杆菌抗体检查

如果检测超标，最好就是根除它。目前治疗幽门螺杆菌效果较好的是三联药物治疗。

此外，HP具有很强的传染性，多藏在感染者的胃液、唾液和排泄物里，可通过粪口传播，要勤洗手、不乱摸、用公筷等，谨防被传染。

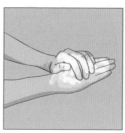

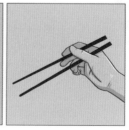

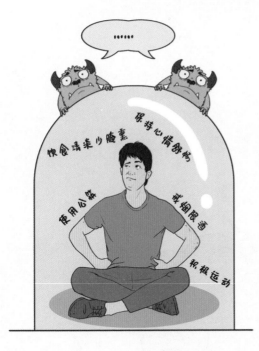

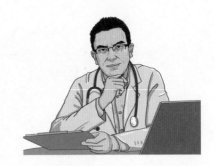

HP 大多是"病从口入"，因此，保持健康的生活方式，防止体内菌群失调，是最根本的避免患上 HP 相关性疾病的方法。

最后再给大家画下重点：胃作为我们人体重要的器官，一方面要从生活方式上注意保护好它，另一方面是达到年龄后多注重胃部体检。也建议每年带父母来检查，若发现疾病采取正规治疗，只有综合预防才能尽量降低患胃癌的风险。

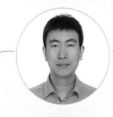

审稿专家

季 鑫

北京大学肿瘤医院胃肠肿瘤中心

副主任医师 副教授

国际胃癌学会会员

中国医师协会会员外科医师分会微创外科医师委员会中青年委员会委员

中国医疗保健国际交流促进会国际教育培训分会委员

中国抗癌协会胃癌专业委员会秘书组成员

北京大学肿瘤医院伦理委员会委员

JCO中文版青年编委等

主要从事消化道肿瘤，包括胃癌、食管胃结合部腺癌、结肠癌、直肠癌、胃肠道间质瘤等消化道肿瘤的手术治疗和围手术期药物治疗。

第三节　肠健康才能常健康

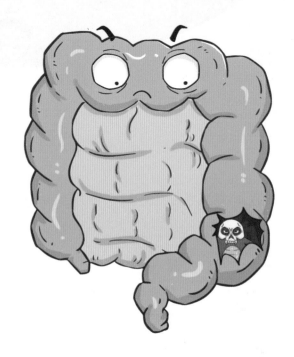

　　结直肠癌是较常见的癌症类型之一。其发病率随着社会经济水平的发展和饮食习惯的改变而水涨船高，目前已位居我国恶性肿瘤发病率第三位，死亡率第五位，发病呈现城市快速增长、农村平稳增长、城市显著高于农村的特点。

　　结直肠癌发病率通常随着年龄的增加而升高，我们经常把目光投向老年人，殊不知，随着生活方式的转变，年轻人的风险并不比老年人低。保持健康的生活方式，积极参与防癌筛查，是降低结直肠癌发生的重要方法。

别冲！先来"便"别肠癌！

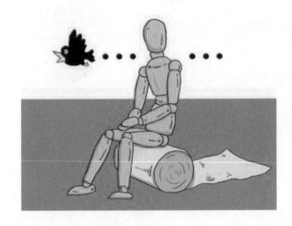

你有没有出现过这些尴尬的时刻：

自己觉得便意满满，结果半个小时却蹲了个寂寞；

早上开着会肠胃忽然咕噜咕噜响；

吃点东西就腹胀，拍拍肚子都能打鼓了。

不是今天胀个气，

就是明天便个秘，

肠道时不时就闹个小脾气抗议，

让你堵得上下都不通畅。

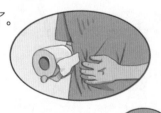

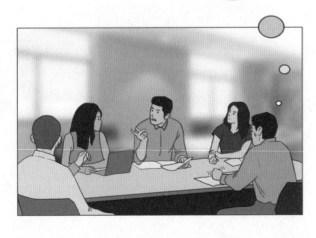

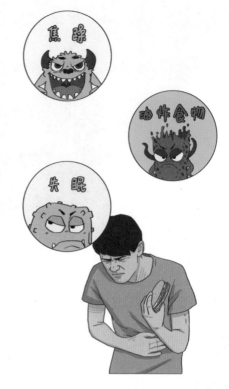

你叹气道：肠道怎么如此脆弱?

其实，肠道一开始是个好肠道，只是在高压、胡吃海喝、运动不足等不良生活状态下，它被虐成了爱闹脾气的肠道，开始变得或敏感，或迟钝，你稍不注意肠道就抗议，轻则腹泻、便秘、腹胀等，重则长出肠道肿瘤。

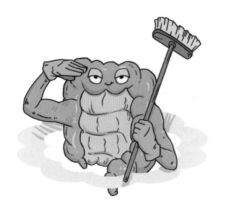

肠道不仅是最重要的消化和吸收器官，也是最大的排毒和免疫器官。

它的状态好坏直接影响我们的健康，只有肠健康，才能常健康!

但由于大家长期的忽视和习以为常，大肠癌已经成为仅次于肺癌的"城市第二杀手"。

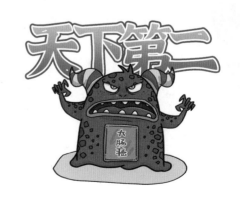

当然大家也不用过于恐慌，大肠癌好发于 50 ～ 60 岁的中老年人，如果能够早发现并及时治疗，5 年生存率可以达到 90% 以上。

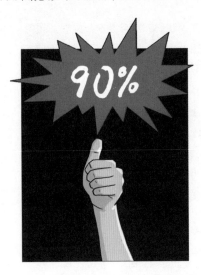

但如果在晚期才发现，那么生存率就非常低了，那究竟怎样才能及时发现大肠癌呢？

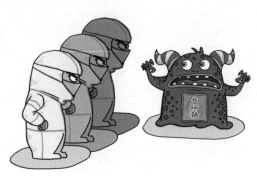

第❶招 接受便检

便检是消化道疾病的"照妖镜"，大便潜血是健康检查的"三大常规"之一。因为大便潜血是肠癌非常重要的早期症状之一，这种出血是肉眼看不到的，但通过便检可以发现。

虽然大便潜血检测的准确率有限，有大便潜血未必是肠癌，肠癌也不一定会出现大便潜血，但因为它廉价、简便的特点，建议大家在常规体检时不要怕麻烦，主动接受大便潜血检查。

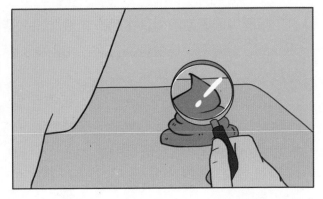

每次大便后一定要记得回头看看，多观察大便状况，包含频次、性状、颜色，若反复出现血便或者大便发黑，应该去医院做检查，排除大肠癌的可能。若是长时间有腹部疼痛、体重不明原因的减轻，也要引起注意。

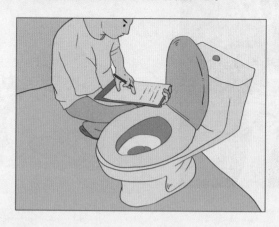

第❷招　粪便基因检测创新技术

　　粪便基因检测是一种通过识别粪便中肠道脱落细胞基因异常改变来发现大肠癌的检测方式。

　　肠道肿瘤患者的粪便中含有大量肠道肿瘤表面脱落的细胞和细胞成分，它们携带了病变信息，可以由创新的特殊检测手段检测到，从而对肠道内发生的早期病变一探究竟。

　　这项创新技术属于体外检测，没有创痛，检测前可以正常饮食，不用吃泻药，很舒适，而且是分子层面的细微辨别，不会有盲区；在家里就可以取样，很方便。

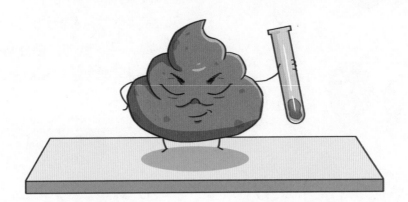

4.5克便便，就能筛查肠癌

第❸招　肠镜检查

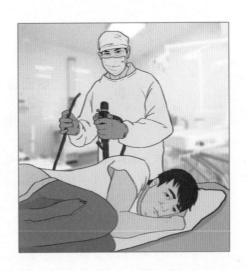

建议 45 岁以后每年主动做一次肠镜检查，家族有大肠癌史、有溃疡性结肠炎等高危人群，也应主动进行肠镜检查。实在害怕疼痛可以考虑无痛肠镜，若肠镜发现息肉，建议切除。

第❹招　善待肠道

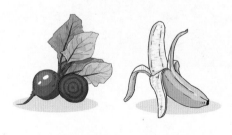

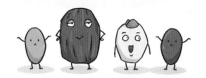

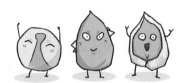

大肠癌的发生是环境因素和遗传因素的综合结果，所以良好的生活习惯，善待肠道很重要。建议大家养成健康的饮食习惯，多吃蔬菜水果，多吃粗粮、高纤维食物，定期运动，增强锻炼，此外还要早睡早起保障睡眠，保持心情愉悦。

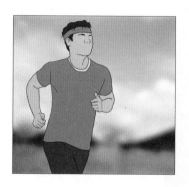

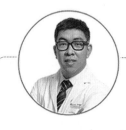

审稿专家

姚云峰
北京大学肿瘤医院胃肠肿瘤中心
三病区副主任 主任医师 硕士研究生导师

北京大学肿瘤医院感染控制及疾病预防科副主任
中华医学会肿瘤学分会青年委员
北京医学会肿瘤学分会青年委员
北京医学会外科分会青年委员
中国抗癌协会大肠癌专业委员会TEM学组成员
中国抗癌协会大肠癌专业委员会肿瘤免疫与营养学组成员
中国医师协会外科分会MDT专委会青年委员

不做肠镜也能筛查肠癌——肠癌筛查黑科技，你了解吗？

多年以来，肠镜检查和病理诊断一直是结直肠癌早筛、早诊的金标准，但检查过程实在有点"折腾"：

- 成熟的内镜医生稀缺，预约难。
- 检查前要服用大量电解质强力清肠。
- 肠道准备不充分或病变部位处于肠镜视野死角处，可能造成漏检。
- 侵入性检查，有疼痛、不适感，并存在一定风险。

……

很多人甚至只是听别人讲述了做肠镜的经过，就打起了退堂鼓。

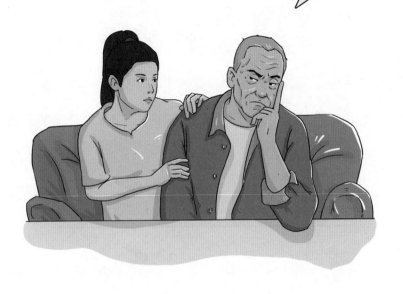

隔壁老刘说特别难受，我不去！

而作为结直肠癌高发群体，超过 60 岁的老人往往有高血压、糖尿病等多种基础疾病，肠镜检查可谓困难重重。

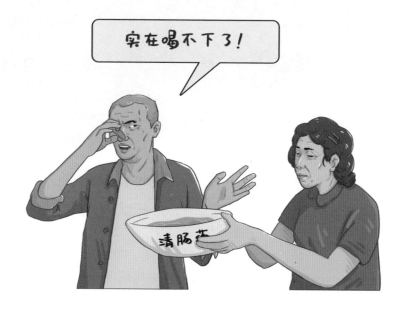

俗话说"十人九痔"，有痔疮等肛周疾病的人，做肠镜往往更容易"受伤"。

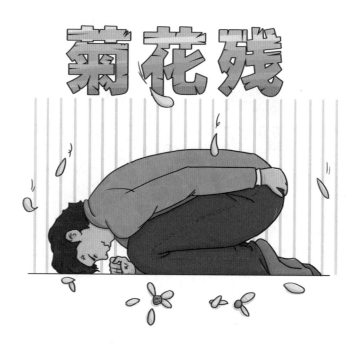

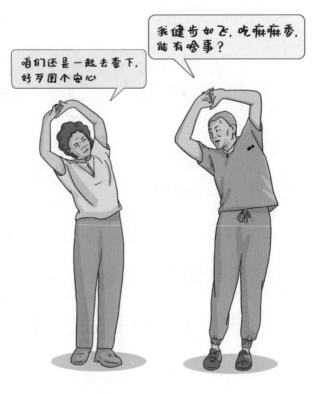

早期结直肠癌没有症状，所以普通人，哪怕是特别有健康意识的人，如果不做肠镜也很难发现结直肠癌的阴影已经笼罩在自己身上。

而出现便血、腹痛、粪便性状改变、腹部包块、消瘦等症状，往往意味着结直肠癌已经发展至中晚期。

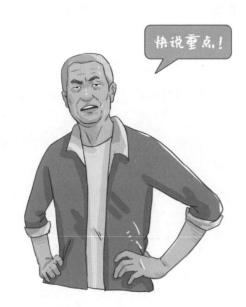

但因为肠镜检查的特殊性，以及硬件设施、专科医生资源短缺，无法满足数亿人的大规模筛查需求。

那有没有简便易行、普适性更高的筛查方式呢？

当然有！那就
是人类 SDC2 基因
甲基化检测（粪便
基因检测）。

这项检测非常
便捷，自己在家就
能完成。

与同样是化验
便便的"便潜血检
测"相比，粪便
基因检测技术的敏
感性、特异性要高
得多。

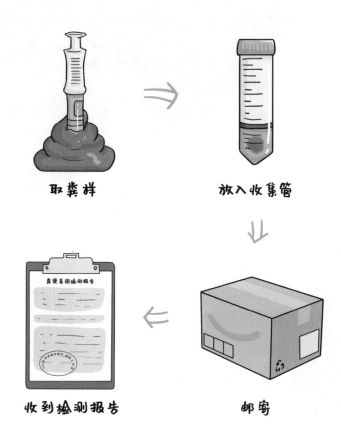

取粪样　　　　放入收集管

收到检测报告　　　邮寄

人类 SDC2 基因甲基化检测对可治愈的早期结直肠癌检测敏感性
高达 86.71%、特异性为 97.85%，其检测性能可以与金标准比肩，总
符合率为 93.65%。

在大规模人群的肠癌筛查中，阳性预测值更是体现出明显优势，
让更多患者得到及时诊治，也节约了社会医疗资源。

如果筛查结果呈阳性再做肠镜，就能有的放矢、提高筛查效率。

癌前病变

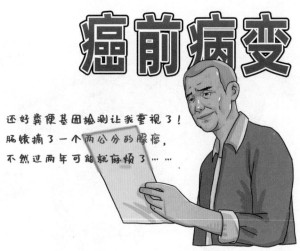

还好粪便基因检测让我重视了！肠镜摘了一个两公分的腺瘤，不然过两年可能就麻烦了……

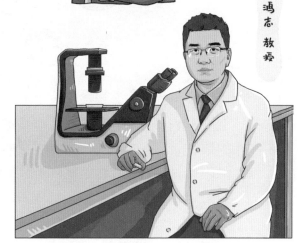

邹鸿志 教授

2012 年，世界上第一款粪便基因无创肠癌检测产品在美国问世。

直到 2018 年，我国该类技术产品终于获得破冰——人类 SDC2 基因甲基化检测技术获国家药监局批准上市，并在 2021 年国家"十三五"创新科技成就展中受邀亮相。

这种科技含量满满的检测方法，最适合哪些人使用呢？

- 45 ～ 74 岁普通人群（含体检人群）。
- 肠道不适的人群（如黏液血便、腹泻、腹痛、腹胀、便秘、消瘦等）。
- 有肠道肿瘤病史或术后复查人群。
- 有肠癌家族史人群。
- 各种原因不愿意或者不适合肠镜检查的高风险人群。

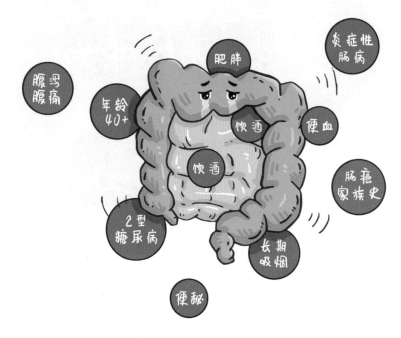

这种无创检测"黑科技"是如何"火眼金睛"发现肠癌的?

因为结直肠癌发自肠黏膜,肿瘤很早期也会有癌细胞脱落,随粪便排出,因此,检测粪便就能发现它们的蛛丝马迹——来自肿瘤的异常基因,让早期肠癌,甚至是息肉、腺瘤等癌前病变无所遁形!

粪便基因检测的原理

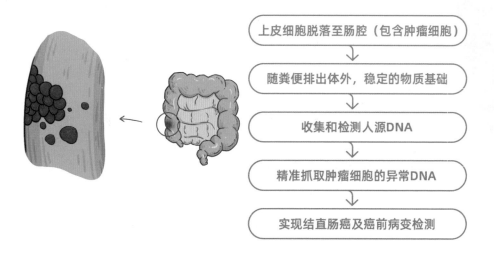

上皮细胞脱落至肠腔(包含肿瘤细胞)

↓

随粪便排出体外,稳定的物质基础

↓

收集和检测人源DNA

↓

精准抓取肿瘤细胞的异常DNA

↓

实现结直肠癌及癌前病变检测

在家轻松完成取样，全面检测肠道不留盲区，发现问题再去做肠镜，把健康主动权掌握在自己手中!

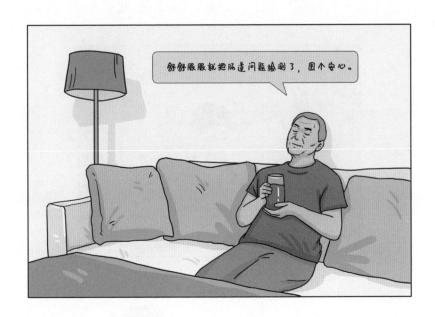

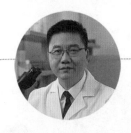

审稿专家

邹鸿志 教授

国家重大人才工程入选者
38岁获美国MAYO CLINIC终身教职
中山大学附属第六医院教授
肠癌无创筛查技术发明人
国家科技部重点研发计划课题负责人

噗……爱放屁的打工人，我劝你做个肠镜！

小王作为一名勤劳的"打工人"，每天都在兢兢业业地工作。

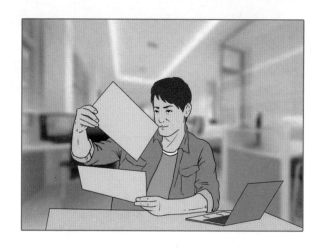

晚上不时约上三五好友，火锅、烧烤、串串香……犒劳一下自己。

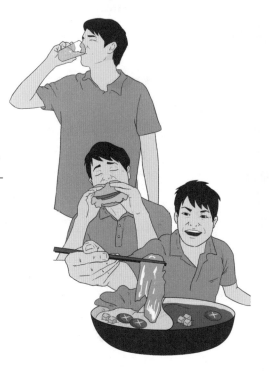

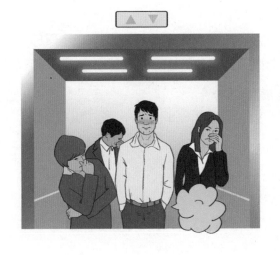

一段时间下来，小王有了点难言之隐，肚子总在不合时宜的时候"唱歌"。

吃了一阵消食片、益生菌之类助消化的药之后，不仅没有好转的迹象，反而出现上腹部饱胀不适、隐痛、反酸、嗳气、恶心、呕吐、食欲减退、黑便等诸多症状。

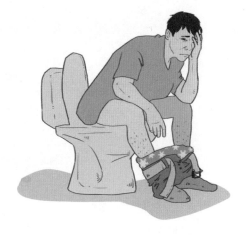

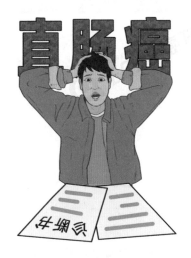

不堪其扰的小王只得到医院向医生求救，医生告知小王他的情况最好做个肠镜查一下。一套流程下来，小王拿到结果后欲哭无泪，原以为只是消化不良的自己，怎么会患上直肠癌了呢？

在我国，结直肠癌是五大癌症之一，且发病率、患病率及死亡率都远高于全球均值，"小王"们也越来越多地出现在每个人身边。面对如此严峻的形势，我们到底应该怎么做？

首先要做的是预防，降低患上结直肠癌的风险；其次就是筛查，帮助我们早期发现，尽快治疗。

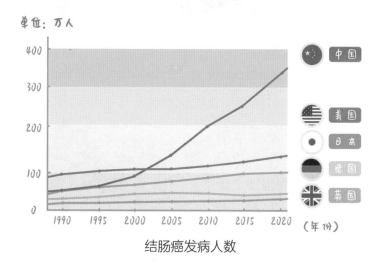

结肠癌发病人数

对于结直肠癌预防来讲，健康饮食尤为重要。多项研究数据表明，饮食结构很大程度上决定了患结直肠癌的概率，其中，多吃粗粮、纤维素含量高的食物可以有效预防肠道内出现肿瘤。

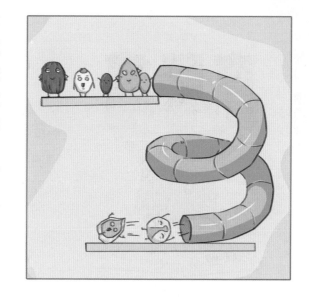

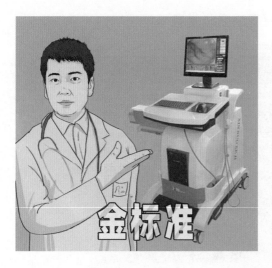

值得注意的是，癌症的发生充满了随机性，就算能长期保持良好健康的生活方式也可能一不小心就中招。因此，筛查就变得格外重要。而结直肠癌筛查的金标准就是肠镜，但许多患者往往等到身体已经出现不适才去医院检查，错过了最佳治疗时机，导致"一发现就是晚期"的悲剧。

因此，建议 40 ～ 60 岁的人群都应主动进行肠镜检查，如果是高危人群，例如：家族有直肠癌史、有林奇综合征等遗传性疾病、有溃疡性结肠炎等炎症性肠病的，更应该尽早去做，不要等到出现症状才想起去医院检查。

看到这儿，有人可能要问了："30 岁，年纪轻的是不是就不必做肠镜检查了？"当然不是！

当你出现腹痛腹泻、上厕所总觉得拉不干净或者便秘、粪便中出现暗红色或鲜红的血，甚至出现黑便时，就该提高警惕了，尽快去医院做肠胃镜的检查。

那么，为什么肠镜能有效筛查结直肠癌呢？

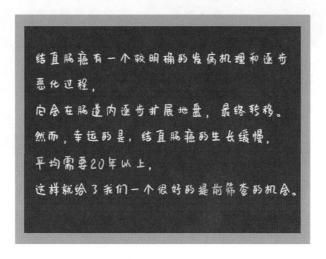

结直肠癌有一个较明确的发病机理和逐步
恶化过程，
它会在肠道内逐步扩展地盘，最终转移。
然而，幸运的是，结直肠癌的生长缓慢，
平均需要20年以上，
这样就给了我们一个很好的提前筛查的机会。

然而，很多人一提到"肠镜"两个字就会瑟瑟发抖，想到一根长长的软管从肛门插入就觉得"菊花一紧"。实际上，70% 左右的人不会有很强烈的痛感，甚至没什么感觉。

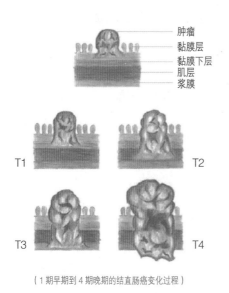

肿瘤
黏膜层
黏膜下层
肌层
浆膜

T1   T2

T3   T4

（1期早期到4期晚期的结直肠癌变化过程）

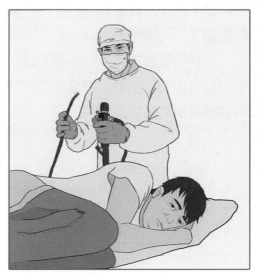

加上现在无痛肠镜越来越普遍，打上麻药，躺在床上睡一觉，10分钟左右检查就结束了。

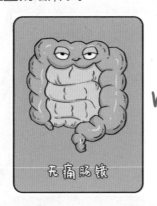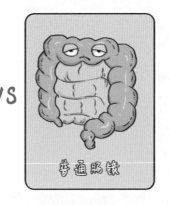

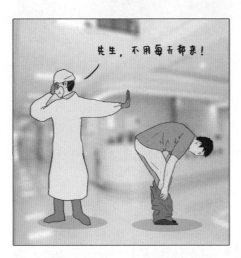

肠镜虽然很有用，但不推荐过于频繁地做，如果第一次肠镜检查没有发现特殊情况，5～10年后再做一次就可以了；如果上次肠镜检查发现了息肉并切除了，则建议1年左右再去复查一次。如果复查也没有问题了就可以3～5年后再进行复查。

说了这么多，想必大家已经对肠镜有了初步的了解，其实最想跟大家强调的就是，千万不要讳疾忌医，逃避现实，无论什么病，拖到晚期就很难进行治疗了。

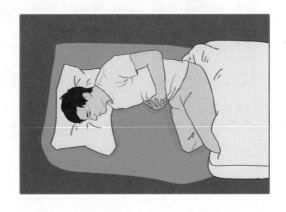

让人"菊花一紧"的肠镜检查，就这？

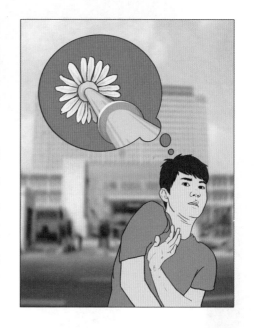

肠镜检查是诊断肠道疾病最重要的手段，能帮助医生直接观察到结直肠内部情况，可以最大限度地减少误诊和漏诊，是医学界公认的"保命检查"！

但即便如此，估计 90% 的人听到肠镜检查还是会把头摇得像拨浪鼓似的拒绝，只要想到躺下，侧身，露屁股，一根宽 1 厘米，长约 1.4 米的黑色软管插进"菊花"，在肠道里穿来穿去的画面就觉得十分羞耻且可怕!

其实肠镜检查并没想象中那么可怕，更多的是大家过度脑补，自己吓自己，甚至被描述得妖魔化了。

现在我们来为大家简单还原下这个过程。

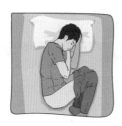
1. 乖乖向左躺，露出屁股，双腿蜷缩于腹部。

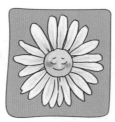
2. 做好"菊花"润滑，全身放轻松配合医生。

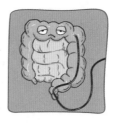
3. 软管从"菊花"处插入，打气，转弯，深入，四处观察，到达回盲部。

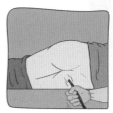
4. 退镜。

整个肠镜检查需要15～30分钟，对大多数的人来说肠镜检查过程中的不适，如异物感、胀痛感或经过肠道拐弯处的牵拉感等，都是可以忍受的，甚至对一些人来说肠镜检查可能都没有什么感觉。

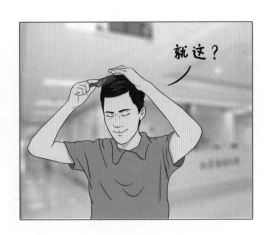

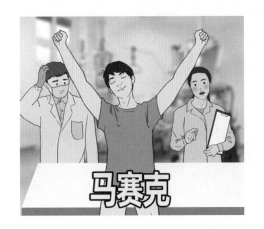

当然，由于个体疼痛感的差异，如果对疼痛很敏感或是心里很恐惧，可以选择预约无痛肠镜检查，在麻醉师的加持下，可以做到两眼一闭，一睁，嘿嘿，肠镜检查就完成了！

但有人会担心全身麻醉会让人变傻，这是根本就不存在的事儿！麻醉对身体的影响可忽略不计，更不会对大脑产生丝毫伤害。

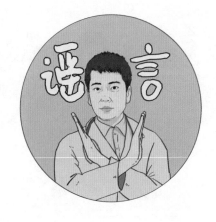

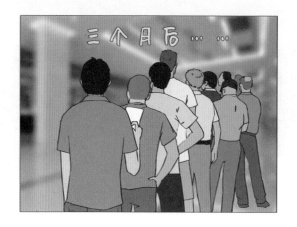

值得注意的是，和普通肠镜相比，无痛肠镜的检查结果并无差别，但价格相对会贵一些，预约时间也相对更长一些，就诊时可根据自己的实际情况进行预约。

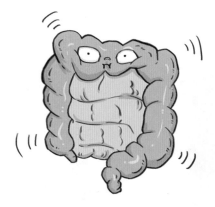

在肠镜检查结束后一般都能恢复正常饮食（无痛肠镜需要 2 小时后），但通常会有些腹胀感。

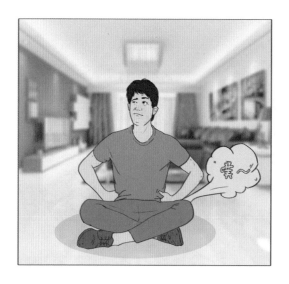

需要时不时通过放屁来排气，几个小时后不适感就能消失。

为了更顺利地做好肠镜检查，还需要做好以下准备：

① 提前预约

先去专科门诊（如消化内科）开具检查单到相应窗口预约，无痛肠镜还需做心电图、血压等检查，符合标准后才能做。

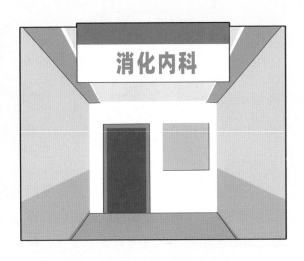

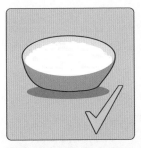
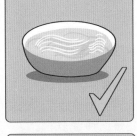
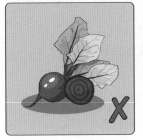
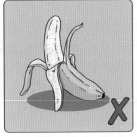

② 注意饮食

检查前两天吃半流质食物（白粥、软面条等），不吃高纤维、有细小种子的食物，如芹菜、韭菜、猕猴桃、火龙果、香蕉等，前一晚至检查前禁食。

3 清空肠道

检查前一晚按医嘱服用导泄药物以排出清水样便为最佳。

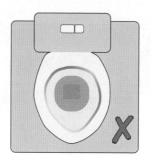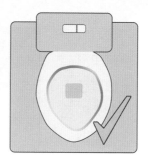

做完肠镜检查后，报告单上若写着肠道内未见明显异常，那就是喜大普奔的事儿；若是发现息肉或其他异常，也无须惊慌，听从医嘱，一般切掉后定期复查（如 6 个月、3～5 年），也能有效阻止结直肠癌的发生和发展。肠镜是真正的忍一时不适，早检查、早发现、早治疗，换来 5～10 年的安心的检查方式。

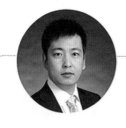

审稿专家

吴 齐
北京大学肿瘤医院内镜中心主任
主任医师 副教授

中华医学会消化内镜分会胃疾病学组委员
中国医师协会内镜分会全国委员 消化内镜分会全国委员
中国医师协会外科分会肿瘤外科专业委员会全国常务
中国抗癌协会肿瘤内镜专业委员会全国常委
中国抗癌协会胃癌专业委员会内镜学组副组长、胃癌专业委员
会微创学组委员
中国临床肿瘤学会胃癌专业委员会委员

第四节 这些"肝"货必须要了解

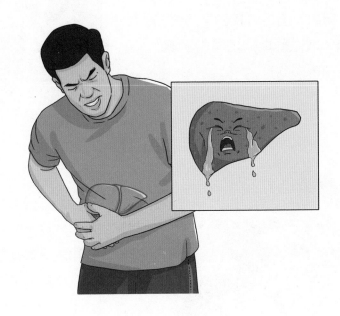

　　肝癌是我国较常见的恶性肿瘤之一，根据国家癌症中心估计，每年新发肝癌患者达 37 万人。肝癌患者预后较差，5 年相对生存率仅为 12.1%。

　　慢性乙型肝炎病毒（HBV）感染是我国肝癌的最主要危险因素，约 85% 的肝癌患者携带 HBV。

　　我国是 HBV 感染大国，占全球 HBV 感染总数的 1/3 左右，人数达 7000 万人，因此，与乙肝相关的肝癌的预防关乎我国几乎每一个家庭。

肝炎，距离肝癌到底有多远？

小李在乙肝五项检查时意外发现自己竟然没有乙肝抗体，她十分疑惑和不解：明明一出生就接种了乙肝疫苗啊，为什么乙肝抗体还消失了呢？自己会不会得了乙肝？

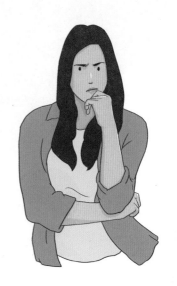

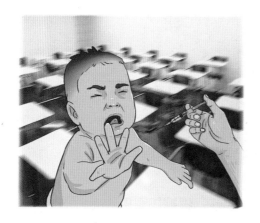

众所周知，接种乙肝疫苗是预防肝炎性肝癌的有效手段之一，在中国一般从出生起就开始接种乙肝疫苗了。

但有一部分像小李这样的成年人未产生抗体或随着时间推移体内的抗体消失了。应注意监测乙肝抗体，必要时补充接种疫苗。

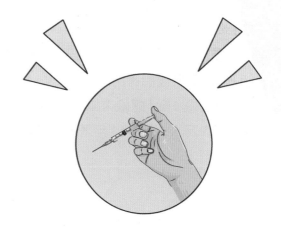

大家之所以对乙肝闻之色变，也源于近些年有多位大家熟知的娱乐圈明星，都因肝癌不幸离世，再加上多数患者发现时已是晚期，让"肝癌"这一凶险的疾病再次走进公众的视野，重新引起大家的关注和重视。

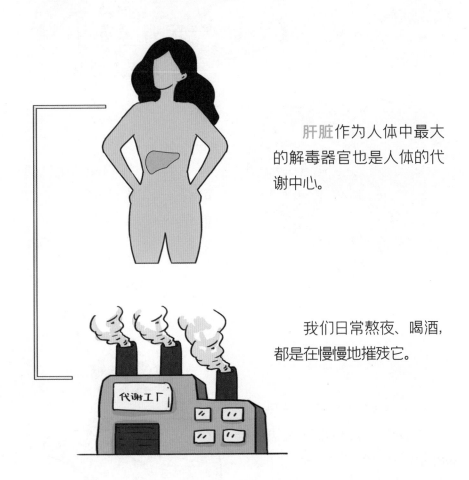

肝脏作为人体中最大的解毒器官也是人体的代谢中心。

我们日常熬夜、喝酒，都是在慢慢地摧残它。

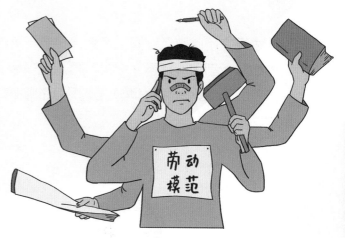

可肝脏偏偏是个"任劳任怨"的倔强器官，即使出现些小毛病也会忍着，不会让我们感觉到疼痛。

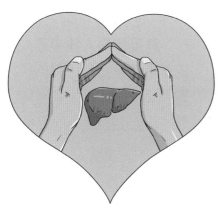

然而，等它出现症状时，可能就已经晚了！因此，平时我们一定要小心"肝"！

肝炎

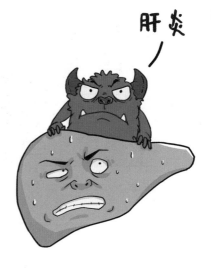

当然大家也不用过于恐慌，大多数肝癌是由肝炎发展而来的。

肝炎—肝硬化—肝癌更是被称为"肝癌三部曲"。这个过程其实十分漫长，因此早发现、早干预、早治疗非常关键。

建议有肝炎病史、酗酒史、非酒精性脂肪肝病史的高危人群最好每隔 3～6 个月进行一次肿瘤筛查，非高危人群也应每年进行一次肿瘤筛查。

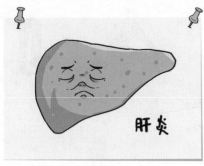

肝炎

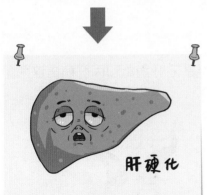

肝硬化

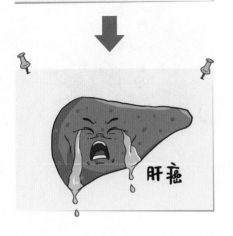

肝癌

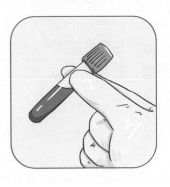

血清甲胎蛋白（AFP）检测

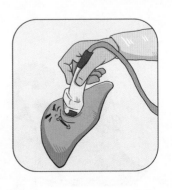

肝脏B超

此外，大家可以放心的是，肝炎并不是一定会发展成肝癌，只要接受正规医院规范、科学性的治疗，做好日常生活中的护理，就能够防止肝炎向肝癌发展。

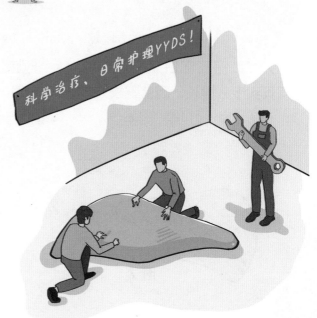

慢性病毒性肝炎的罪魁祸首，主要是乙肝病毒和丙肝病毒这两个"小恶魔"。

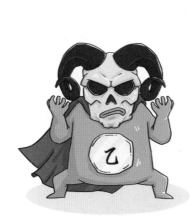
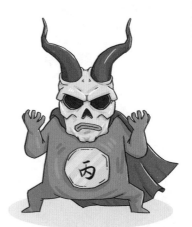

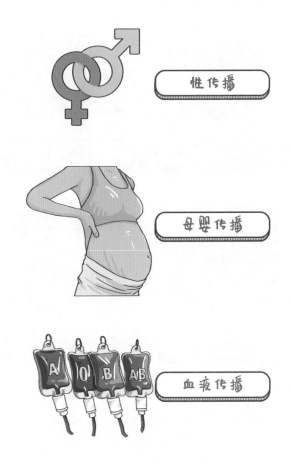

肝炎病毒主要传播方式有**性传播、母婴传播、血液传播**。因此，日常接触中不必担心感染乙肝、丙肝病毒，即使不小心感染乙肝病毒，5岁以后也有90%的可能自愈，万一不幸感染慢性肝炎，只要早发现、早治疗，就可以避免更严重的后果。因此，一定要重视一年一次的体检！

此外，除了警惕病毒性肝炎外，我们同样需要重视酒精性肝病。

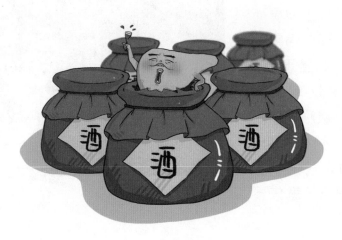

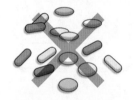

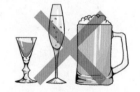

避免滥用药物

不喝酒

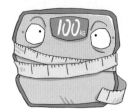

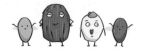

控制体重

注意饮食卫生

还需要保持良好的生活习惯，避免滥用药物、不喝酒，控制体重、注意饮食卫生，尽可能减少一切对肝脏造成伤害的行为！

这些"肝"货你必须了解！

我国是乙肝大国，而肝癌多是在乙肝肝硬化的基础上发展而来且被发现时通常已是晚期，肝癌患者5年生存率仅有10%，肝癌一度被称为"癌中之王"。所谓"知己知彼，百战不殆"，想要对抗肝癌，就先要了解它。

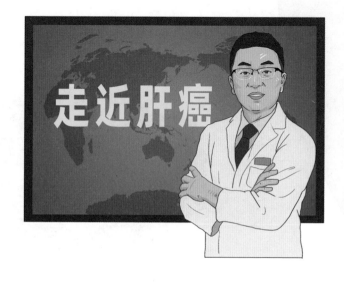

走近肝癌

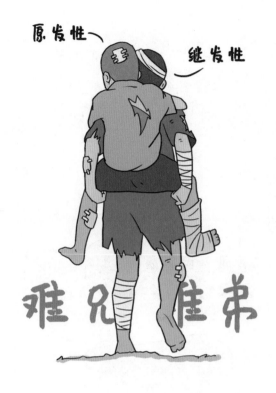

简单来讲，肝癌可分成两类——"原发性"和"继发性"，其中"原发性"由肝细胞癌变而来，包括肝细胞癌、胆管细胞癌和混合癌；"继发性"则指从别的地方转移过来的，如胃癌肝转移、结直肠癌肝转移等。

那么，肝癌的背后凶手究竟是谁呢？

大多数人都知道熬夜、喝酒伤肝，然而事实上原发性肝癌的罪魁祸首是乙肝病毒！

一旦携带乙肝病毒，往往无法自愈或根治，且有发展为慢性乙肝甚至肝癌的可能。

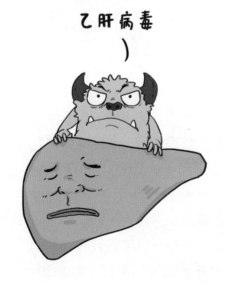

面对癌症，我们总说要"早发现，早治疗"，但不少肝癌患者一确诊就已到了晚期，这是为什么呢？

首先，这是由于肝脏内部缺乏痛觉纤维，即便出现了小问题，人体也感觉不到很明显的不舒服。

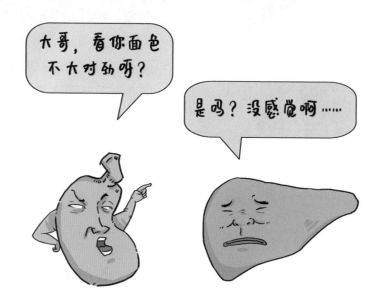

其次，肝脏的工作效率高，只需使用1/4就可以满足日常所需。因此，即便是坏了一部分，剩下的还能继续工作。

虽然肝癌隐匿性较强，但也并非无迹可寻，一般来说，肝癌有"三步曲"。

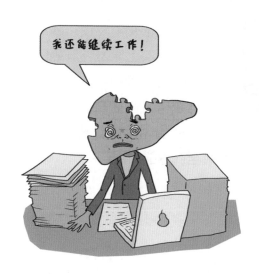

那么，哪些人容易患上肝癌呢？

年龄 ≥ 40 岁；
长期酗酒、抽烟、熬夜；
感染乙肝或丙肝病毒；
肝硬化、重度脂肪肝患者；
有肝癌家族史。

以上 5 类高危人群，建议每半年做一次肝脏 B 超 + 血清甲胎蛋白（AFP）检查来进行肝癌筛查。

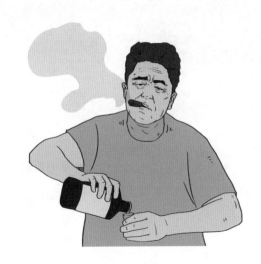

要想预防肝癌的发生，下面这些事情一定要做：

①不吸烟、不酗酒，避免长期熬夜，不滥用药物，不吃霉变食物；

②接种乙肝疫苗，乙肝高风险人群注意监测乙肝抗体，必要时补充接种疫苗；

③积极治疗慢性肝病，别因为"没感觉"就忽视；

④患有慢性肝病的人，注意定期体检筛查肝癌。

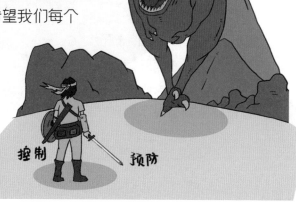

肝癌

　　无论是健康人群还是肝病患者，预防肝癌最基本的办法就是要保持健康的生活方式。肝脏无小事，希望我们每个人都能远离癌症，健康一生!

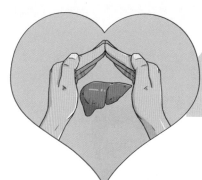

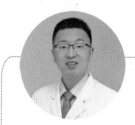

控制　　预防

审稿专家

张业繁
中国医学科学院肿瘤医院肝胆外科
副主任医师　医学博士

美国约翰·霍普金斯医院肝胆胰外科访问学者
国际肝胆胰协会会员
北京肿瘤病例精准诊断研究会青年委员会副秘书长
医促会肝脏肿瘤分会青年委员
医促会结直肠癌肝转移分会青年委员
研究型医院普外科分会青年委员
中国抗癌协会胃肠间质瘤分会青年委员
医促会神经内分泌肿瘤分会青年委员
中国抗癌协会康复会学术指导委员会委员
北京抗癌协会肿瘤加速康复外科专委会委员
北京抗癌协会早癌筛查委员会青年委员
《肝癌（电子杂志）》《肿瘤预防与治疗》青年编委

第五节 说"食"话，千万不要"趁热吃"

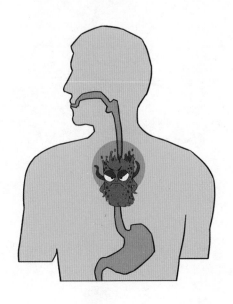

据国际癌症研究机构一项统计研究表明，全球有一半的食管癌病例发生在中国。另据国家癌症中心统计数据显示，2015 年国内食管癌新发病例 24.6 万例，死亡 18.8 万例，分别占全部恶性肿瘤的第六位和第四位。

爱吃腌制食品、喝热饮、吃烫食、饮酒等不良习惯，都是诱发食管癌的危险因素。

大量研究发现，饮食过热造成的食管慢性灼伤是食管癌的关键诱因之一。食管内膜是一层娇嫩的黏膜，过烫的食物、饮料通过食管，虽然停留时间很短，但仍然会让黏膜反复被灼伤、修复，这个过程中就可能发生癌变。

我国的东南沿海、中原以及西北地区，河南、河北、陕西、江苏、广东的潮汕和客家地区，都是食管癌高发地区。

千万不要趁热吃！有致癌风险！

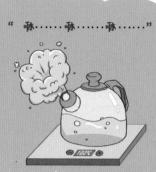

"咻……咻……咻……"

早上 10 点打工人小杰又以一杯 90℃的热茶开启了一天的工作，趁热喝茶、趁热嗦粉、趁热吃……都是小杰刻在 DNA 中的真理！

旁边的同事总是开玩笑地对他说"你也不怕把舌头烫秃噜皮了"，他每每都一笑置之，不以为意。

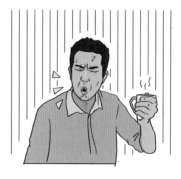

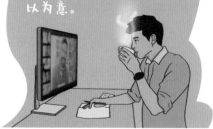

直到有次他着急去开会，猛地喝了口刚泡的茶，结果舌头被烫得红肿，小杰"嗷嗷"直叫唤，速速去医院急诊，意外发现"舌下腺囊肿"，并被医生警告饮用 65℃以上的热饮会增加罹患食管癌的风险，他才开始大彻大悟，再也不敢贸然喝滚烫的热茶了。

中国人有"趁热吃喝"的习惯，但其实口腔和食管黏膜比较柔嫩，能耐受的最高温度在50℃左右。

超过这个温度，口腔和食管黏膜就容易发生破损、溃烂等损伤，若长期反复刺激就会导致黏膜慢性损伤，甚至可能诱发癌变（食管癌）。

我国是食管癌高发国家，全球55%的食管癌患者在中国，且90%为鳞状上皮细胞癌。

食道癌病因复杂，由基因和环境等多种因素共同导致，除了吃得过烫，公认的病因有以下几点：

长期食用含致癌物质的食物；

遗传因素；

癌前病变及其他疾病因素。

食管癌早期症状不明显，没有特异性，但若出现以下可疑症状，建议尽早去医院就诊排查。

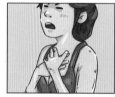
肠疼

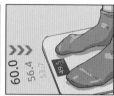
体重减轻

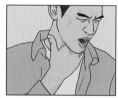
吞咽困难

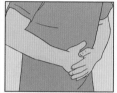
消化不良，恶心

食管癌的发生发展是一个多阶段缓慢的过程，由不典型增生到癌变一般需要几年，甚至十几年，所以食管癌的关键是早发现、早诊断、早治疗。

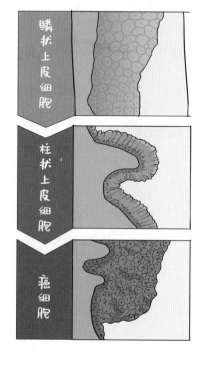

鳞状上皮细胞

柱状上皮细胞

癌细胞

早期发现食管癌最敏感的方法是通过传统的胃镜来进行筛查，建议 40 岁以上人群，尤其是高发地区、高危因素暴露或有食管癌家族史的人群每 1～2 年进行一次胃镜检查。

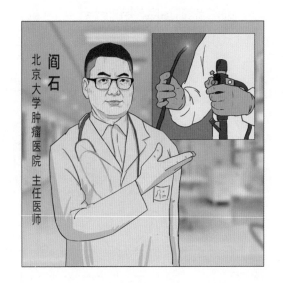

阎石
北京大学肿瘤医院 主任医师

筛查如发现异常，需要听从医嘱，进行下一步诊治。除了早期筛查之外，预防食管癌最重要的方法是要养成良好的生活习惯，多吃新鲜蔬菜和水果。

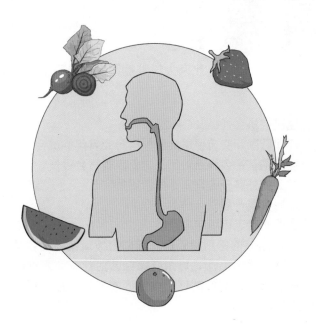

远离腌制、熏制和烧烤食品，戒烟、限酒，少食用太热的食物和饮料，积极诊治一般食管疾病。

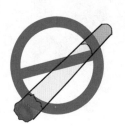
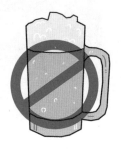
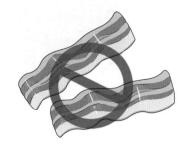

总的来说，食管癌早期症状不明显，一般发现的时候都是中晚期，预后不乐观。因此养成健康的生活习惯，定期体检才是王道！

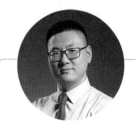

审稿专家

阎 石

北京大学肿瘤医院胸外科 副主任医师

国际肺癌研究协会（IASLC）会员
中国医疗保健国际交流促进会胸外科分会青年委员会委员
北京医学奖励基金会肺癌青年医学专家委员会委员
北京医学会胸外科分会青年委员会委员
北京抗癌协会第一届青年理事会理事
《癌症进展》杂志审稿专家
擅长：肺部结节的鉴别和处理，肺部磨玻璃结节的合理治疗，肺癌的标准化手术治疗，复杂肺癌综合治疗，肺癌诊断和合理化、个体化治疗方案的制订；食管癌的外科治疗；纵隔肿瘤的外科治疗等。

第六节 乳腺肿块，不痛不痒更可怕

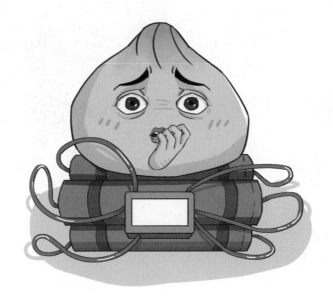

近 20 年来，我国的肿瘤发病率逐年升高，目前大约是每年 300/10 万，每分钟有 5 ～ 7 例患者被诊断肿瘤，因患恶性肿瘤去世的人约为总死亡人数的 1/5。这些触目惊心的数据让人不得不心生警惕。

其中，乳腺癌是女性发病率最高的恶性肿瘤。参考欧美的统计数据，如果女性活到 70 岁，乳腺癌的累计发病率在 1/8 左右，即平均 8 位女性中，就有 1 位会患上乳腺癌。

唯一值得庆幸的是，相对于其他恶性肿瘤，乳腺癌并没有那么致命。如果能够早发现、早治疗，乳腺癌甚至可以完全治愈。

乳房疼痛是乳腺癌预警吗？别瞎想，听专家说！

最近简爱生理期乳房有点疼痛，她总担心自己是不是长了些不好的东西，晚上洗澡的时候她用手摸了摸，不由得一惊：里面有个肿块！

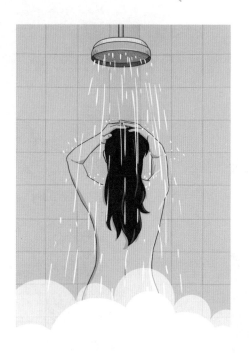

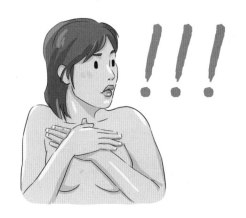

吓得她晚上躲在被窝儿里哭了好久，深深地怀疑自己得了乳腺癌，所幸第二天就诊后被诊断为"乳腺增生症"。

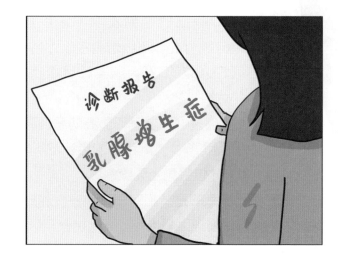

诊断报告
乳腺增生症

乳腺癌作为影响女性健康的"头号杀手"，在女性的患癌率中远高于其他癌症，让很多女生都闻之色变和恐惧，每每发现乳房疼痛或体检发现乳腺增生、结节时都会担忧不已。

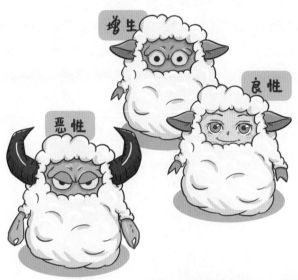

大家可以放心的是，乳房疼痛是良性乳房疾病的信号，很少提示患乳腺癌，而真正的乳腺癌早期则是不痛不痒的。

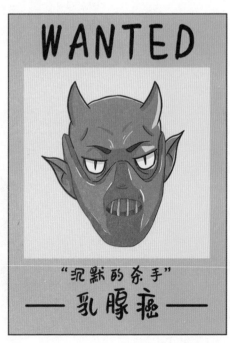

但让我们欣慰的是，虽然乳腺癌成为困扰女性的首位癌症，好发于 45 ～ 65 岁女性，但它并不是一种致死率很高的恶性肿瘤，尤其是早期乳腺癌，患者的 5 年生存率可达 90% 左右。因此，只要早发现、早治疗，绝大多数患者可以正常生活。

　　但早期乳腺癌一般症状不明显，也容易被大众忽视，常通过体检或乳腺癌筛查发现，所以一年一次的体检尤为重要！乳腺钼靶（乳腺 X 线筛查）和超声检查是目前常用且有效的乳腺癌筛查手段。

乳腺钼靶（乳腺X线筛查）

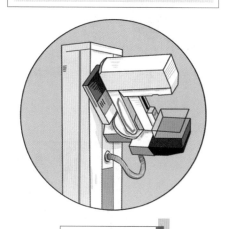

超声检查

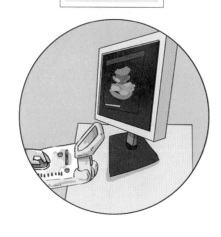

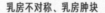
乳房不对称、乳房肿块

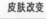
皮肤改变

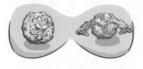

乳头溢液

乳头、乳晕异常

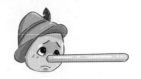

腋窝淋巴结肿大

此外，从癌细胞发展为乳腺癌是一个相当长的过程，自我体检是筛查的补充，在筛查期间乳房出现以上危险信号建议及时就医检查，排除乳腺癌风险!

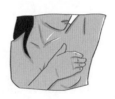

因此，除了一年一次的体检外，也建议 40 岁以上女性进行乳腺癌筛查，建议一般风险人群每 1 ～ 2 年做一次临床检查、乳腺 X 线筛查与超声检查。

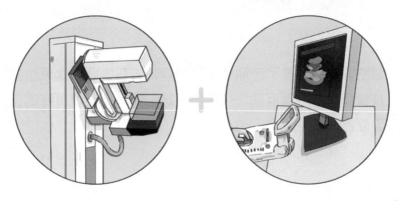

而高危人群建议提前进行筛查（小于 35 岁），推荐每年 1 次，筛查手段除乳腺 X 线筛查外，还可应用 MRI 等影像学手段。

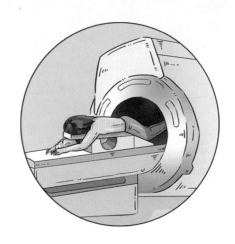

乳腺癌高危人群主要包含：

有明显的乳腺癌遗传倾向（如家族中携带 BRCA1/BRCA2 基因）；

既往有乳腺导管、小叶不典型增生或小叶原位癌病史；

30 岁前接受过胸部放疗的人群，属于乳腺癌高危人群；

患者自身或其血缘近亲有乳腺癌（包括男性近亲）或卵巢癌、前列腺癌、胰腺癌病史。

预防乳腺癌，除了定期体检和筛查外，在生活中大家也要健康饮食、规律作息、合理运动，并保持良好的情绪，通过良好的生活方式降低乳腺癌的发生风险。

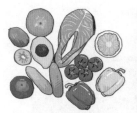

健康饮食

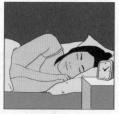

规律作息

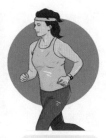

合理运动

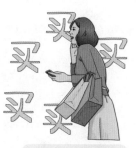

保持良好的情绪

审稿专家

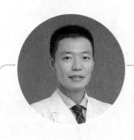

杨 飏

北京大学肿瘤医院乳腺中心 副主任医师

中国抗癌协会乳腺癌专业委员会青年委员

北京抗癌协会科普专业委员会委员

北京抗癌协会早癌筛查专业委员会青年委员

主持参与省部级科研相关项目2项

参与北京市人才计划"青苗计划"

专业擅长:原发性乳腺癌的筛查、诊断及综合治疗。擅长原发性乳腺癌相关前哨淋巴结活检手术、保留乳房手术、乳腺癌改良根治手术、乳腺癌部分重建及全切加假体重建、术中放疗等;原发性乳腺癌新辅助化疗、辅助化疗及靶向治疗,新辅助及辅助内分泌治疗等。

"女性杀手"乳腺癌，咱们惹不起，但能躲得起！

34 岁的刘女士最近隐隐感觉胸部有些阵痛，但并没有将这件"小事"放在心上。然而一段时间后，胸疼不仅没有缓解还愈演愈烈，刘女士急忙来到医院做了检查。

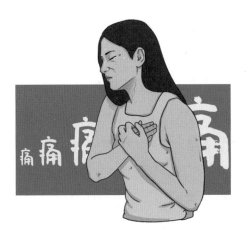

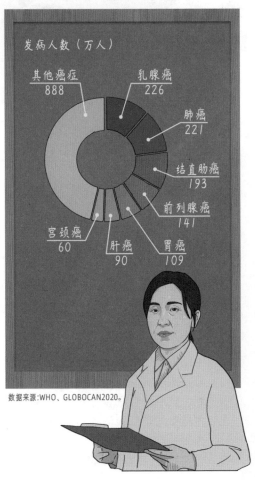

发病人数（万人）

其他癌症 888
乳腺癌 226
肺癌 221
结直肠癌 193
前列腺癌 141
胃癌 109
肝癌 90
宫颈癌 60

数据来源：WHO、GLOBOCAN2020。

结果医生告诉她，胸痛不是简单的小毛病，她是乳腺癌晚期……

2020 年乳腺癌首次超过肺癌成为"全球第一大癌症"。

很多人认为"结节就是肿瘤，肿瘤就是癌"。其实，乳腺结节中 80% ～ 90% 是良性，良恶性的判断则与它的"形态"有很大关系，如果结节形态规则、边界清楚，那么良性的概率相对较大；反之就要考虑恶性的可能。

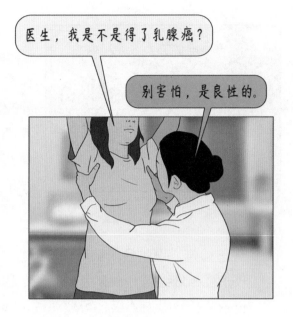

出现以下几种乳腺癌的常见症状一定不能掉以轻心。

1. 腋下、乳房肿块

仅少数伴有不同程度隐痛或刺痛，需进一步检查。

2. 乳头溢液

血性溢液。

3. 乳房瘙痒、红肿

4. 胸部疼痛

5. 乳房外观变化

乳腺皮肤出现小凹陷，叫作"酒窝征"。

洗澡时，可以顺便给自己做个乳腺自检：

对着镜子观察双乳形状、轮廓是否有异样；

画圈方式，从乳晕开始，用指腹在乳房滑动检查；

指腹沿着锁骨到胸骨滑动，检查有无肿块；

从颈部到腋窝淋巴结按压检查是否有异样；

挤压乳头，查看有没有溢液。

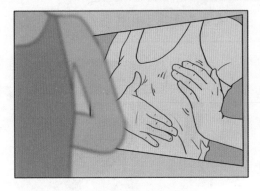

此外，还可到医院进行乳腺癌早筛，结果会更加科学精准。检查项目包括：乳腺钼靶 X 线摄影检查、乳腺超声、乳腺MRI等。有临床研究证实，定期做乳腺癌筛查能够做到早发现、早诊断、早治疗，使乳腺癌患者的死亡率下降约 20%。

经过检查，医生会对结节进行分级：

BI-RADS 分级为 0 ～ 3 级，良性，建议每 6 个月随访观察。

BI-RADS 分级为 4 级，可疑恶性，建议活检：

4A 恶性可能 2% ～ 10%；

4B 恶性可能 10% ～ 50%；

4C 恶性可能 50% ～ 95%。

BI-RADS 分级为 5 级，95% 以上恶性。

BI-RADS 分级为 6 级，活检已证实为恶性。

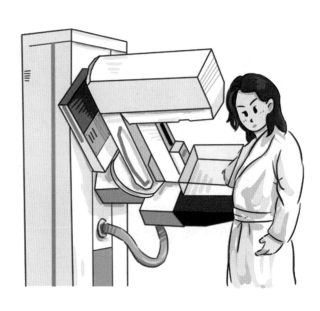

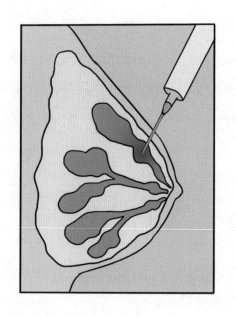

对于疑似乳腺癌的患者，建议使用诊断的金标准是病理诊断——活检。通过空芯针穿刺或者麦默通穿刺从乳腺取一小块组织做细胞或组织病理学检查。

以下人群，患乳腺癌的风险更大，应坚持定期做乳腺检查。

有乳腺癌家族史；

月经初潮过早（12岁前），闭经过迟（55岁后）；

未怀孕或首次生育年龄大于35岁；

长期大量使用外源性雌激素。

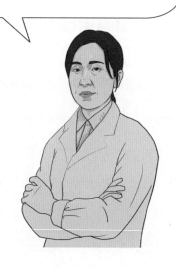

高危人群中，30岁以上女性应每年做一次乳腺检查。

每年的 10 月被定为"乳腺癌防治月",就是呼吁广大女性朋友重视乳腺健康,对乳腺癌及早预防,及早发现,及早治疗。在此,希望大家保持乐观的心态和良好的生活习惯,时刻关注我们的身体健康!

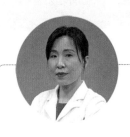

审稿专家

宋国红
北京大学肿瘤医院乳腺肿瘤内科副主任
主任医师 硕士研究生导师

北京大学肿瘤医院内科教研室副主任
主持国家自然科学基金项目及留学人员科技活动择优资助项目
美国国立卫生研究院NIH国家癌症研究所NCI访问学者
北京癌症防治学会乳腺癌精准靶向诊疗专业委员会主任委员
中国临床肿瘤学会乳腺癌专家委员会委员
中国女医师协会乳腺疾病研究中心常务委员
北京乳腺病防治学会内科专业委员会常务委员
中国医药教育协会乳腺疾病专业委员会委员
北京市住院医师规范化培训专业委员会委员
中国医疗保健国际交流促进会乳腺疾病分会常委副秘书长

人工智能（AI），助力乳腺癌早筛普及！

中国有数亿需要乳腺癌筛查的女性，而有丰富乳腺肿瘤诊断经验的医生却常年处于极度稀缺状态。

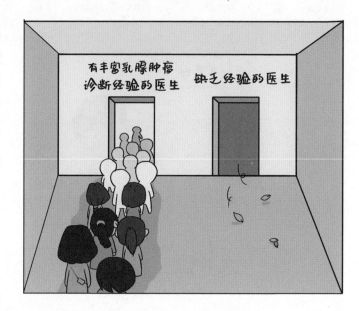

优质的医疗资源紧缺，尤其是成熟的早癌筛查医生是极其紧缺的，这是阻碍乳腺癌早筛普及的阻力之一。

如何高效、精准地满足中国女性的乳腺癌筛查需求？

我们有了人工智能（AI）系统，帮助医生更快、更好地完成筛查，避免漏诊、误诊。

超声检查时，医生要同时完成图像采集与阅片。这需要医生娴熟的操作技术、丰富的经验，以及长时间保持精神高度集中。尤其是做筛查时，面对大量健康人群，面对繁重的工作量，难免出现漏诊、误诊的情况。

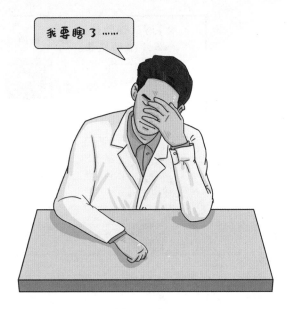

与传统的超声检测操作相比，有了 AI 技术的辅助，医生能检出可能被忽略的、不明显的病变，并获得病灶的 BI-RADS 分类，以及恶性概率的提示。

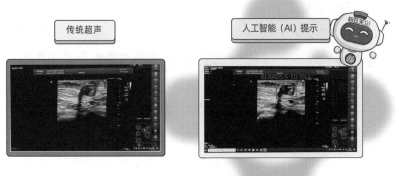

乳腺 X 线筛查可不仅是拍片而已，对于拍摄影像质量的把控也至关重要。医生会根据影像进行分析、诊断，经过上级医生审核才能出具诊断报告，遇到疑难情况，还要综合讨论分析。

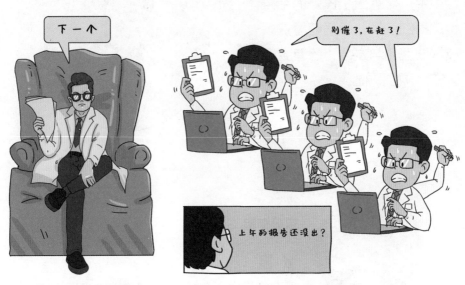

你以为的影像科医生　　　　　　　　真实的影像科医生

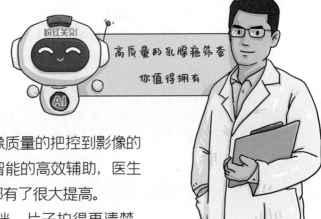

现在，从拍摄影像质量的把控到影像的分析诊断，都有人工智能的高效辅助，医生的筛查效率和准确性都有了很大提高。

有了 AI 这个小伙伴，片子拍得更清楚，医生判断更快速，对病灶的检出、BI-RADS 分类、良恶性诊断都更准确了，微小病变也无处藏身啦!

AI 在乳腺癌筛查及诊断的应用中，显示出了良好的结果和广阔的前景。相信随着这项技术的应用与发展，会有更多医生、女性受益。

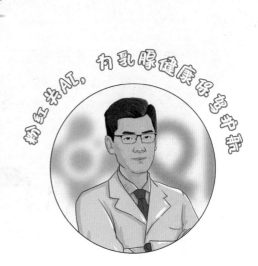

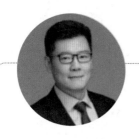

审稿专家

张 凯

国家癌症中心/中国医学科学院肿瘤医院防癌科副主任 肿瘤外科主任医师

国家卫健委"慢病健康管理-癌症筛查早诊培训项目"常务副主任委员兼秘书长。从事肿瘤临床工作28年，近年来致力于癌症早诊早治工作，曾任国家重大公卫专项"城市癌症早诊早治项目"项目组副组长。

主编国内第一部《防癌体检规范专家共识》；参与编写《预防肿瘤学》《肿瘤遗传咨询》等重要著作；《中华健康管理学杂志》通讯编委;《抗癌之窗》《健康世界》编委。

第七节 定期做妇科检查，防患于未然

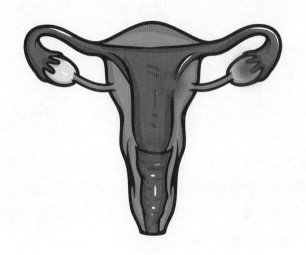

宫颈癌、子宫内膜癌、卵巢癌，是当之无愧的妇科恶性肿瘤"三巨头"。对于妇科肿瘤的筛查，有些人认为："检查也不能阻止患癌症，有什么用？"也有人觉得自己还年轻，妇科肿瘤离自己很远。

妇科肿瘤并不是发病率最高的癌症，但对女性来说却十分致命。幸运的是，早期治疗的生存率远远高于晚期。

宫颈癌：

早期——5 年生存率可达 90%；
晚期——5 年生存率为 50% 左右。

卵巢癌:

早期——5 年生存率达 92% 以上;
晚期——5 年生存率为 20% ~ 30%。

子宫内膜癌:

早期——5 年生存率可达 85%;
晚期——5 年生存率不到 20%。

所以,我们还有理由拒绝早期筛查吗?

HPV 阳性 = 宫颈癌?别慌,我们对它的误解太深!

"疫苗已打,9 价 HPV 疫苗已约,花呗已还……"薇薇在与集美的聚会上兴高采烈地分享着,9 价 HPV 疫苗已成为女生间的热门社交话题,由于目前市面上"一针难求",9 价 HPV 疫苗简直成为女性们人人追捧却又求之不得的"奢侈品"。

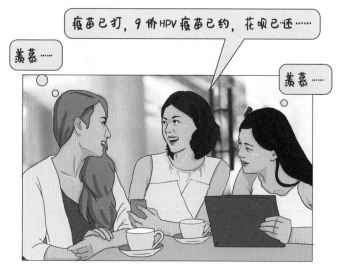

宫颈癌是威胁女性健康的第四大恶性肿瘤，好发于40～60岁的中老年女性，当下更是呈年轻化趋势。

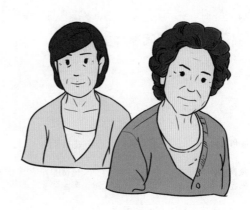

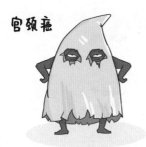

宫颈癌

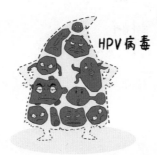

HPV病毒

90%以上的宫颈癌与高危型HPV持续感染相关。

接种HPV疫苗能有效预防HPV感染，目前市面上的HPV疫苗有三种类型：2价、4价、9价。

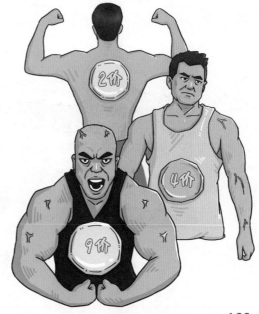

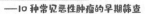
HPV 疫苗这个"价"指的就是疫苗能预防多少种 HPV 亚型，价越高，能预防的病毒种类也越多。2 价、4 价、9 价疫苗究竟有什么区别?

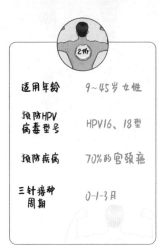

适用年龄	9~45 岁女性
预防HPV 病毒型号	HPV16、18型
预防疾病	70%的宫颈癌
三针接种 周期	0-1-3 月

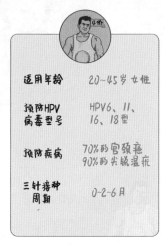

适用年龄	20~45 岁女性
预防HPV 病毒型号	HPV6、11、16、18型
预防疾病	70%的宫颈癌 90%的尖锐湿疣
三针接种 周期	0-2-6 月

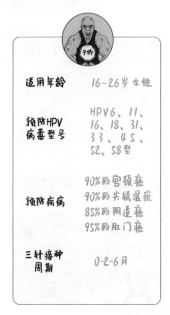

适用年龄	16~26 岁女性
预防HPV 病毒型号	HPV6、11、16、18、31、33、45、52、58型
预防疾病	90%的宫颈癌 90%的尖锐湿疣 85%的阴道癌 95%的肛门癌
三针接种 周期	0-2-6 月

其中 9 价疫苗预防的 HPV 种类最多，所以最受欢迎，常常供不应求。

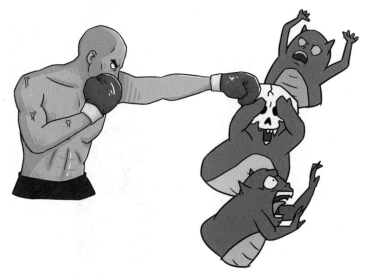

那让女生们谈之色变的 HPV 究竟是什么？

HPV 的全称是人乳头瘤病毒，是一种嗜上皮组织的无包膜双链环状 DNA 病毒，主要通过性行为传播感染，具备传染性强，致病率高的特征。

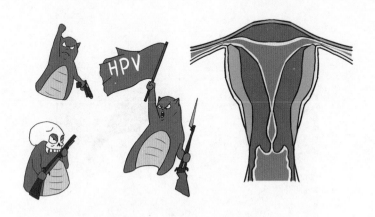

它的威力可以通过以下几组数据初见端倪：

1. 目前 HPV 类型已发现约有 200 种，不同类型的 HPV 具有感染不同部位的倾向。根据致癌潜力，HPV 分为高危型和低危型。

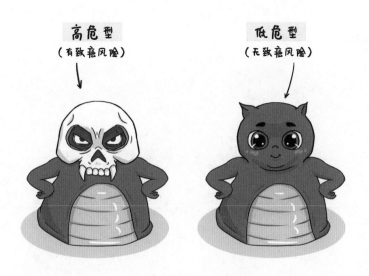

135

2. 除了宫颈癌，HPV 还和肛管癌、外阴癌、阴道癌、阴茎癌和口咽癌等有关。

3. 有性生活的女性一生中感染 HPV 的风险高达 50% ～ 70%。

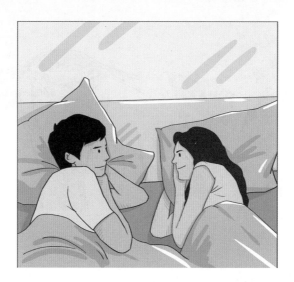

那是不是感染 HPV 就天塌了？稳住，别慌！答案当然是否定的！

绝大多数 HPV 病毒并不可怕，超过 80% 的 HPV 感染 2 年内就会被人体彻底清除，只有少数危险分子"十分狡猾"，会向表皮深处流窜，为癌变拉开序幕。

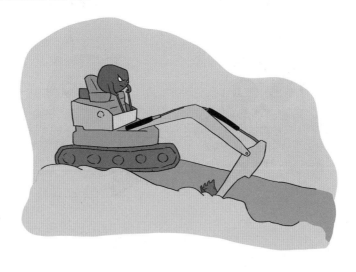

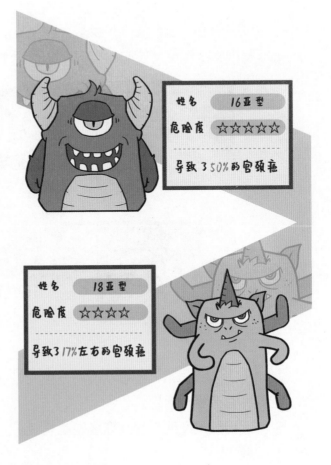

高危型HPV主要包括16、18、31、33、35等亚型，其中最危险的是16亚型和18亚型。

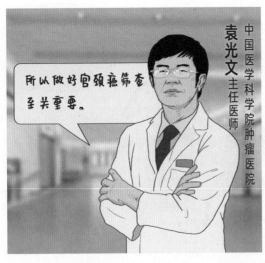

值得庆幸的是，高危型HPV感染致癌过程很缓慢。从HPV感染到持续感染到癌前病变再到癌通常需要10～15年。此外，宫颈癌病因明确，容易预防，属于可防可治的癌症。

137

宫颈癌的筛查主要分为 3 个步骤:

1. 液基细胞学检查（TCT）和 HPV 检查;

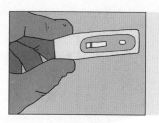
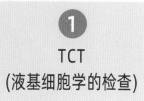

①

TCT
(液基细胞学的检查)

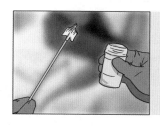

②

HPV检查

2. 如 TCT 发现异常，或者发现高危型阳性的情况时则需要进行阴道镜检查 + 宫颈组织活检;

3. 当活检结果发现有宫颈高度癌前病变时，就需要进行宫颈锥切进一步诊断。

尤其值得提醒大家的是，TCT 和 HPV 检查是女性正常体检时大多附带的一个检查，有性生活的女性体检时千万不要因为觉得检查过程尴尬而放弃。

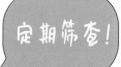

定期筛查!

一般建议有性生活史的女性每 3～5 年做一次宫颈 TCT 和 HPV 联合筛查，如果连续筛查都没有发现病变，在 65 岁以上可以停止筛查。

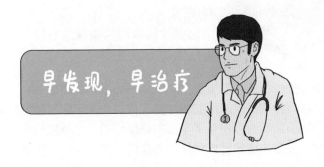

此外，提醒各位女性朋友，TCT/HPV 检查要注意以下事项：

取样前 24 小时内要禁止性生活；

至少 48 小时内不要进行阴道冲洗；

取样时要用力适中，避免导致过多出血。

因此，面对宫颈癌这个"小恶魔"，女性不要害怕，只要做到定期及时筛查，有条件的女性可以接种疫苗，便可以有效地预防。

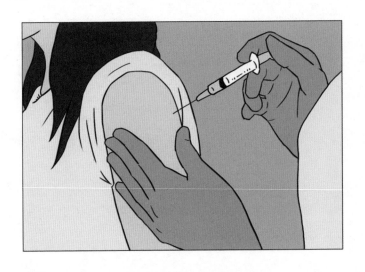

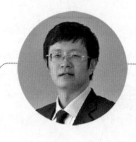

审稿专家

袁光文
中国医学科学院肿瘤医院妇科
主任医师 硕士生导师

　　中国协和医科大学博士，2003年开始在国家癌症中心，中国医学科学院肿瘤医院从事妇科肿瘤工作。十余年来对各种妇科恶性肿瘤的诊断和治疗积累了丰富的临床经验，尤其擅长卵巢癌、宫颈癌、子宫内膜癌等妇科恶性肿瘤的手术、化疗、放疗以及综合治疗，特别是妇科恶性肿瘤的微创手术。在国内外杂志上发表论文10余篇，参编专著多部。参与多项国际多中心的药物临床试验，承担和参与多项国家级和省部级科研课题。
　　擅长：宫颈癌、卵巢癌、子宫内膜癌。

绝经后又来"大姨妈"未必是好事

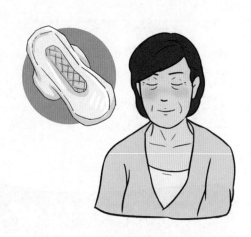

54 岁的王阿姨原本已经绝经 6 个月，结果早上突然发现"月经"再次造访。

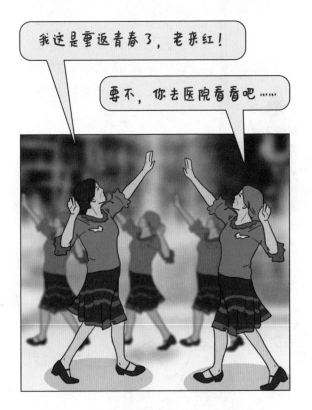

傍晚跳广场舞的时候，王阿姨跟赵阿姨炫耀道："我这是重返青春了，老来红！"

141

赵阿姨听完脸色一沉就用邻居的情况提醒她尽早去医院检查，王阿姨吓得第二天赶紧去了医院，结果被诊断为"子宫内膜癌早期"。她非常庆幸自己听了老友的话。

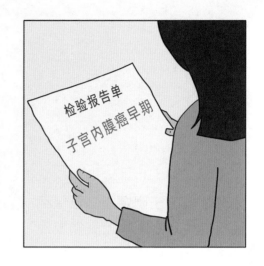

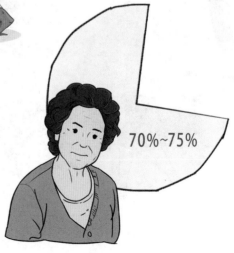

子宫内膜癌是发生于子宫内膜的一组上皮性恶性肿瘤，以来源于子宫内膜腺体的腺癌最常见，故亦称子宫内膜腺癌，是女性生殖系统三大恶性肿瘤之一。

一般好发于绝经期前后的女性，平均发病年龄为 55 岁，其中 70% ～ 75% 的患者为绝经后女性。

一般情况下，因为卵巢功能停止，没有了雌、孕激素的周期性变化，子宫内膜也不会发生周期性脱落出血，即不会再有月经的出现。

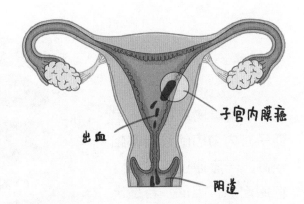

子宫内膜癌

出血

阴道

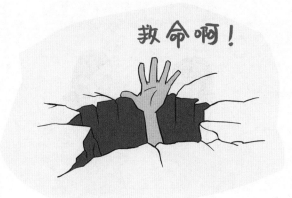

救命啊！

若是在绝经以后再有出血现象，一定要警惕，很可能是身体发出的求救信号。

此外，90% 的子宫内膜癌患者是有症状的，表现为阴道出血、阴道排液及下腹或腰骶部疼痛等症状，只有不到 5% 的患者是毫无察觉的。

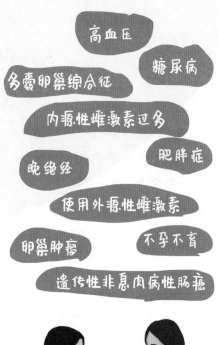

高血压
糖尿病
多囊卵巢综合征
内源性雌激素过多
肥胖症
晚绝经
使用外源性雌激素
卵巢肿瘤
不孕不育
遗传性非息肉病性肠癌

更值得庆幸的是，早期子宫内膜癌的诊断率相当高，一般通过手术可以彻底治愈。因此，若是出现这些危险信号，一定要及时去医院就诊，筛查、排除风险。

那究竟该如何才能尽早发现子宫内膜癌呢？

定期监测肿瘤标志物；

定期 B 超监测子宫内膜厚度；

必要时，进行子宫内膜活检。

值得注意的是，子宫内膜癌也和长期雌激素刺激脱不了关系，避开以下几点高危因素可以相对降低风险。

肥胖症，不孕不育，晚绝经，糖尿病，高血压，多囊卵巢综合征，卵巢肿瘤，使用外源性雌激素，内源性雌激素过多，遗传性非息肉病性肠癌等。

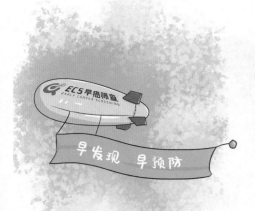

有以上高危因素的女性应定期到医院体检筛查，早发现、早诊断、早治疗。而无症状或平均风险女性，也建议每年定期进行妇科检查和 B 超检查，做到早发现、早预防、早干预。

此外，还有一类女性需要特别警惕子宫内膜癌和卵巢癌，那就是 Lynch 综合征的女性。Lynch 综合征又称遗传性非息肉病结直肠癌，是 Lynch 类常染色体显性遗传病，通常发生子宫内膜癌的风险在 25% ～ 60%，建议可以通过 Lynch 综合征的基因初筛来提前预防风险，避免"祸及家人"。

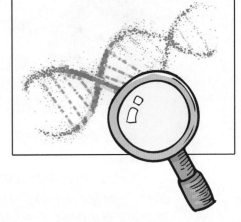

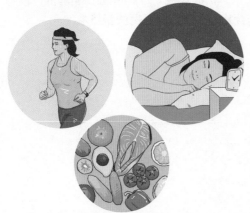

预防子宫内膜癌更要从生活习惯入手，合理安排膳食，规律作息，适当运动，控制好自己的血压、血糖、体重。

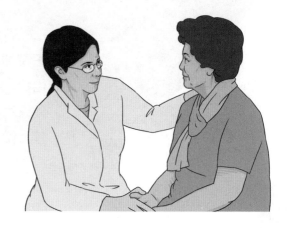

子宫内膜癌作为中老年女性的高发病，建议我们一定要多关注妈妈们的健康状况，及时做好相关健康知识科普，并说服她们定期做妇科筛查。

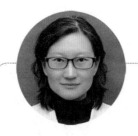

审稿专家

安菊生
中国医学科学院肿瘤医院妇科
副主任医师　医学博士

参与《肿瘤放射治疗学》（第六版）、《女性下生殖道肿瘤》等著作编写。

主攻妇科恶性肿瘤的放射治疗，擅长以放疗为主的妇瘤综合治疗。熟练掌握妇科肿瘤放疗常规技术及适形调强、三维影像引导的近距离治疗等放疗先进技术。积极开展了CT/MRI图像引导的腔内联合插植的三维近距离放疗治疗中晚期宫颈癌的新技术。

以为只是肚子胖了，一检查竟是卵巢癌！

"闺女啊，我跟你说我可能要瘦了！"

"妈，你都一大把年纪了可别减肥了……"

"我没减肥，就是最近啊也没个胃口，一吃就饱。"

"妈，你去医院看看去吧……"

"看啥看，没啥问题，就是没胃口，你忙吧，挂了！"

自从挂了妈妈的电话以后，远在北京打拼的小王总有点惴惴不安，微信上也不断试图说服妈妈去医院检查，但是妈妈总是不以为意，直到半个月后又接到妈妈的电话："闺女，我最近不知咋的啦，吃得不多还胖起来了，肚子大了一圈。"

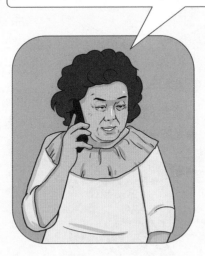

闺女，我最近不知咋的啦，吃的不多还胖起来了，肚子大了一圈。

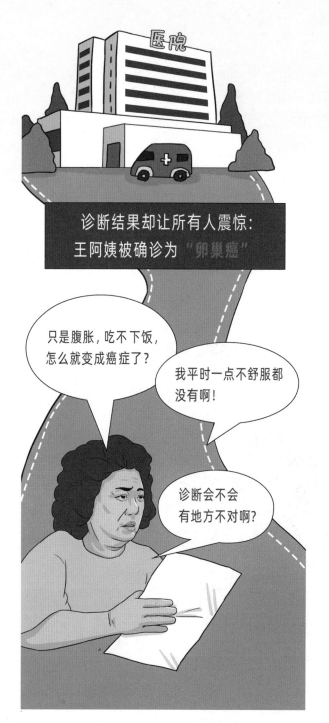

小王听到这儿更感到不安，挂了电话立刻请假回家，决定带妈妈去做个体检。

禁不住女儿的执着，王阿姨最终前往医院妇科做了详细检查，诊断结果却让所有人震惊："卵巢癌"。

"只是腹胀，吃不下饭，怎么就变成癌症了？""我平时一点不舒服都没有啊！""诊断会不会有地方不对啊？"王阿姨面对结果十分崩溃和不解！

值得注意的是，各个年龄段的女性都可能发生卵巢癌，老年女性更需要注意定期体检，尤其要注意绝经后新发肿物，上皮性卵巢癌好发于 50 岁以上的女性。

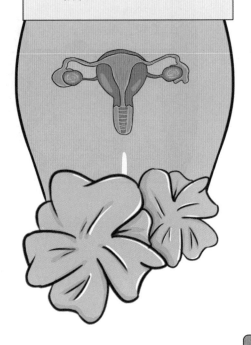

其实，像王阿姨这样的案例有很多。因为卵巢又小，"住"得又偏僻，所以卵巢癌很"低调"，初期症状并不明显，即使随着疾病发展，症状也不明显，70% 的人就诊时已是晚期，因此卵巢癌被称为"沉默的杀手"。

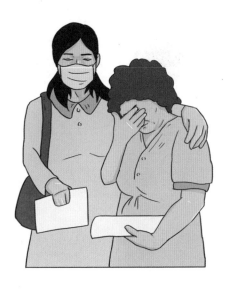

卵巢癌发病率居女性生殖系统恶性肿瘤第三位，位于宫颈癌和子宫体恶性肿瘤之后，并且呈逐年上升趋势。

女性生殖系统恶性肿瘤

宫颈癌
子宫体恶性肿瘤
卵巢癌
其他

卵巢癌较难发现，70% 的卵巢癌被确诊为晚期，所以一定要重视定期的妇科检查，除了自己要重视之外，更要提醒家里的老人定期进行妇科检查。

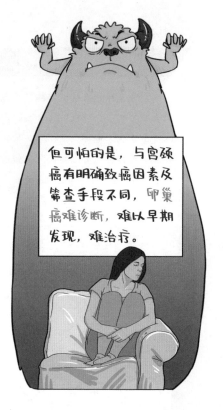

但可怕的是，与宫颈癌有明确致癌因素及筛查手段不同，卵巢癌难诊断，难以早期发现，难治疗。

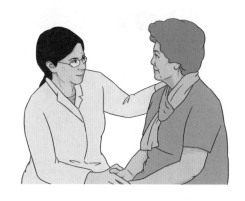

一般通过妇科超声检查及血清肿瘤标记物 CA125、HE4 等的检测，有助于发现问题及时处理。

卵巢癌虽然早期没什么症状，但如果发现有以下症状时应警惕，要及时去医院就诊排查!

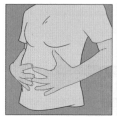

腹胀

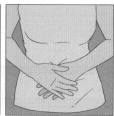

下腹疼痛

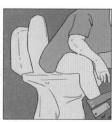

吃饭时很快有饱腹感，便秘

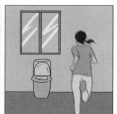

尿急或尿频

卵巢肿瘤虽然很危险，但一生中患有的风险仅为 1% 左右，但如果是以下高危人群就应该每年定期进行妇科检查、血清 CA125 检测及阴道超声检查降低发病风险。

未婚或晚婚、不育或少育、不哺乳者；

过量应用外源性雌激素者；

BRCA1 和 BRCA2 基因突变的携带者；

乳腺癌或卵巢癌家族中的成员；

乳腺癌发病早的女性。

卵巢作为女性内分泌和生殖的重要器官与女性的健康和幸福息息相关，希望每位女性都能学会科学关爱自己，保持良好的生活习惯，注重营养均衡，适量运动，保持心情愉快，尤其要重视定期妇科检查！

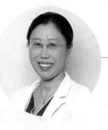

审稿专家

宋 楠
北京大学肿瘤医院妇瘤科 副主任医师

北京协和医学院妇产科博士，擅长妇科恶性肿瘤以及癌前病变的诊断和治疗，尤其擅长难治性、复发性卵巢癌、宫颈癌和子宫内膜癌的诊治。

第八节 预防甲状腺结节最好的办法：定期复查

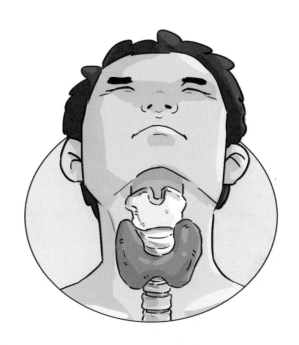

甲状腺疾病在我们的日常生活中非常常见，拿甲状腺结节来说，我国成年人甲状腺结节发生率约为 20.43%，差不多每 5 个人里就有 1 个。很多甲状腺结节患者最担心的事情，就是自己的结节到底是不是癌，未来有没有可能癌变。

近几十年来，全球的甲状腺癌发病率都在持续上升。据中国肿瘤登记中心的数据，中国的甲状腺癌发病率将以每年 20% 的速度持续增长。那我们该如何防范它？

每5个人至少有1人查出甲状腺结节！女性尤其要注意了！

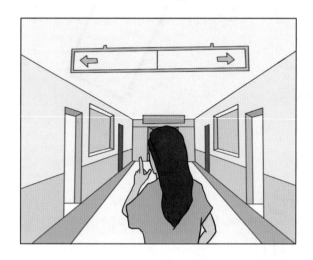

又到了公司一年一度的体检，打工人小王怀着忐忑不安的心情去体检。她首先进入了觉得万无一失的外科检查室。

没想到小王却被医生颈部触诊的结果吓了一跳。

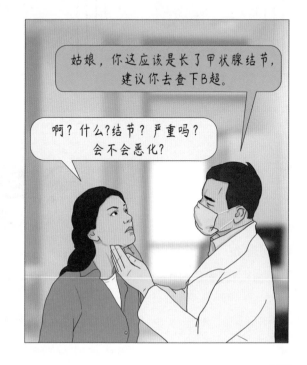

153

小王满脸愁容地走出了检查室。一走出检查室小王就坐在椅子上，开始各处搜索"甲状腺结节"的知识点，当看到"虽然发病率比较高，不过95%的结节是良性的"时，她才稍稍安心收起手机继续其他体检项目。

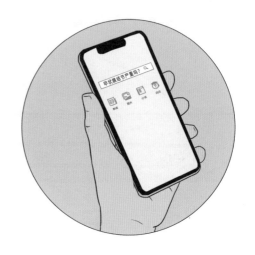

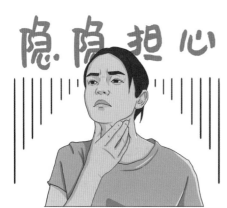

第二天上班遇到"小集美"们一聊，发现她们也有几个检查出甲状腺结节的，其实，随着体检的普及，甲状腺结节检出率越来越高，且好发于 20 ～ 40 岁年轻女性。

甲状腺癌也是最"幸福的癌症"，进展缓慢，较少影响患者的生存。

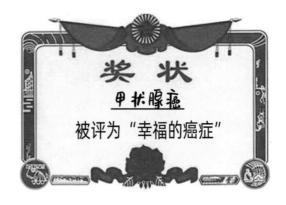

奖状

甲状腺癌

被评为"幸福的癌症"

甲状腺位于颈部中间，形似蝴蝶，是人体非常重要的内分泌器官，分泌甲状腺激素，掌管能量代谢和体温调节，维持身体重要器官正常运转。

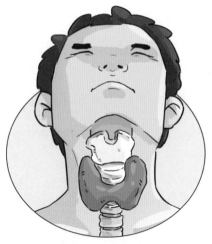

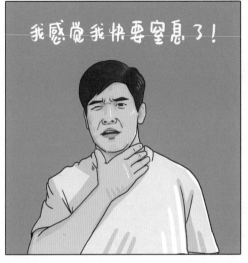

因此，它一旦出现问题很容易引起"蝴蝶效应"。

甲状腺结节藏得比较深，大多数人自己无法发觉，多数是在结节较大时被体检医生"摸出来"的。

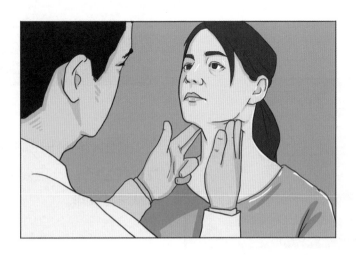

建议摸摸自己的颈部自检，如果有结节，一般做吞咽动作时会有团块随着甲状腺移动。一旦"摸"出了结节，建议马上配合B超检查详细了解并评判结节的性质。

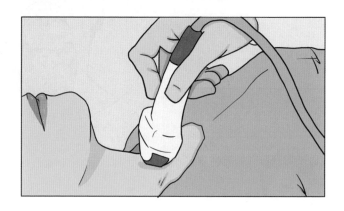

做甲状腺超声检查能了解甲状腺结节生长的部位和数量，评估结节大小及结节边缘是否清晰，更好地评判结节的性质。如果结节是这样的，请放轻松，定期随访即可。

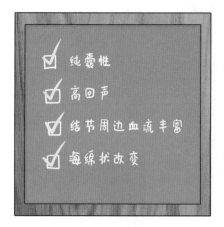

☑ 纯囊性
☑ 高回声
☑ 结节周边血流丰富
☑ 海绵状改变

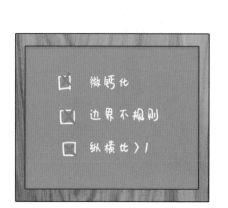

☐ 微钙化
☐ 边界不规则
☐ 纵横比＞1

但如果结节出现左边任意一种状态，一定要重视，听从医生安排。

温馨提示

结节有可能影响到甲状腺的正常功能，发现结节后建议抽血检查一下"甲状腺功能"，甲状腺功能异常包括"甲亢"和"甲减"。

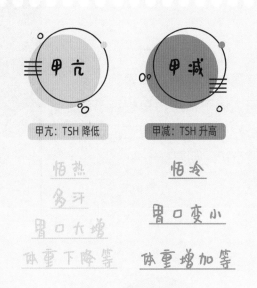

甲亢: TSH 降低

怕热
多汗
胃口大增
体重下降等

甲减: TSH 升高

怕冷
胃口变小
体重增加等

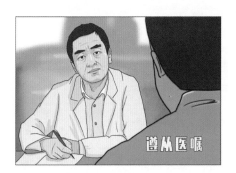

遵从医嘱

建议良性结节每 6 ~ 12 个月复查一次。如果结节偏向恶性，则需要缩短复查间隔；如果复查时发现结节体积增大超过 50%，推荐穿刺活检；如果确认是恶性结节，推荐尽早手术，术后坚持服药。

当然除了定期随访外，也要做好生活调理，颈部远离辐射，少熬夜，规律生活，别焦虑，保持心情愉悦。

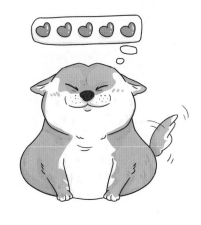

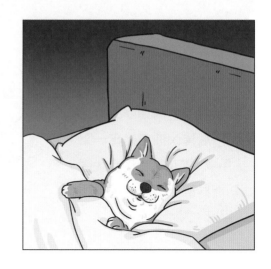

饮食保证营养，均衡适度摄碘。最后还是要跟大家再强调下，对付良性结节的最好办法：定期复查，定期复查，定期复查!

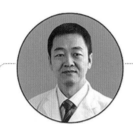

审稿专家

于文斌
北京大学肿瘤医院头颈外科
主任医师 医学博士 副教授

中国医药教育协会头颈专业委员会常委
中国抗癌协会甲状腺癌专业委员会委员
中国研究型医院学会甲状腺疾病专业委员会智能机器人手术学组委员
CSCO 黑色素瘤专业委员会全国委员
中国老年医学学会感染管理质量控制分会委员
北京市海淀区医疗事故鉴定委员会专家库成员
北京抗癌协会甲状腺专业委员会委员
SCI 杂志 *ONCOLOGY REPORTS, ONCOLOGY LETTERS* 审稿人
《中华临床医师杂志》编委
擅长：甲状腺癌的规范性诊治，对初治甲状腺癌患者、术后肿瘤残留的挽救治疗及复发甲状腺癌的诊治有丰富的经验，擅长腮腺颌下腺等口腔颌面肿瘤和耳鼻咽喉肿瘤的治疗。

第九节 前列腺癌可否被治愈，早期筛查是关键

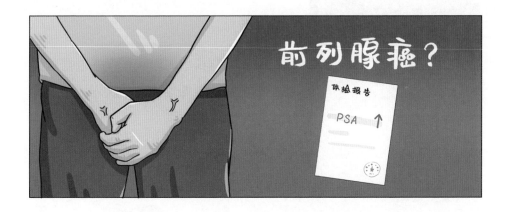

前列腺是男性生殖系统的附属腺，随着年龄的增长，腺体组织逐渐退化，取而代之的是腺体内其他结缔组织的增生，体积逐渐增大，所以，几乎所有男性步入老龄阶段后都会受到前列腺疾病的困扰。而在所有前列腺疾病中，前列腺癌无疑是最可怕的。且其发病率持续攀升，已成为我国男性泌尿生殖系统发病率最高的肿瘤之一。

在欧美国家，前列腺癌发病率居男性肿瘤的第一位，但死亡率较低，5年生存率可达90%以上；但在我国，前列腺癌5年生存率仅不足70%。调查显示，我国新发前列腺癌患者在确诊时，有半数以上已发生局部进展或远处转移，而美国新确诊患者中，90%以上为早期病例。早期肿瘤通过规范治疗预后较好，而晚期患者因为无法接受局部的根治性治疗，预后相对较差。

所以，前列腺癌可否被治愈，早期筛查是关键!

只需抽一管血化验前列腺特异抗原（PSA），配合肛门指检，就能初步判断前列腺是否可能存在异常。此外，对于前列腺癌患者来说，治疗全程也需要时刻关注 PSA 的变化。

这个检查让父亲远离巴菲特、默多克都中招的癌症！

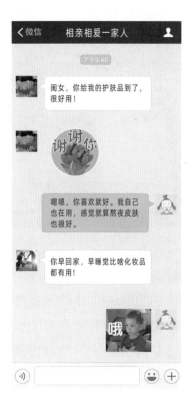

每次都因为爸爸的尬聊，对话早早收尾。

但其实小时候我们还是很喜欢缠着爸爸的，他是我们的超人，是我们的"私人游乐场"。

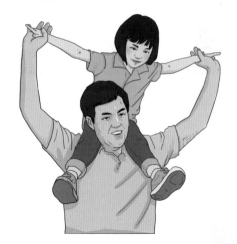

是家里能修万物的百战天龙，也是我们行走的"百科全书"。

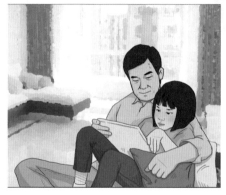

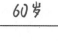

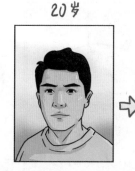

然而岁月有神力，曾经的"超人"也逐渐变成了普通的大爷，变得不时髦、不入流、没趣味。

偶尔还有点"恼人"，但他依旧有着很深的"偶像包袱"，有个小病小痛从来不跟我们说，怕给我们添麻烦，怕成为我们的负担。

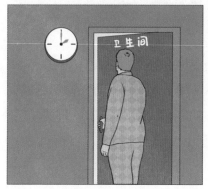

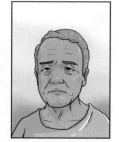

只能偶尔从妈妈口中听到他的一些状况："你爸最近总是起夜""你爸是不是也更年期了？他总是失眠""你爸最近胃口不行，吃不了两口就不吃了"，但他又总不愿意去医院检查，总说年纪大了而已!

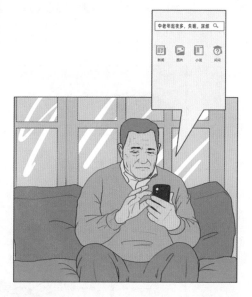

前列腺作为男性独有的器官，也是影响男性健康的"重灾区"，尤其随着年龄增长，前列腺会逐渐发脾气，时不时出现尿频、尿急、排尿困难等问题，前列腺增生、前列腺炎较为常见。在发现这些症状时建议及时就诊，找专业医生进行判断。

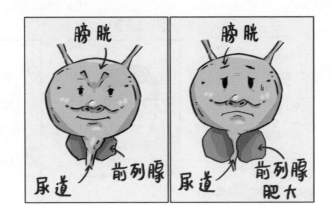

　　值得注意的是，前列腺癌是居男性泌尿系统发病率首位的恶性肿瘤，多发于 60 岁左右的中老年人，是一种病程较长、较为隐蔽的疾病。我国超过 50% 的患者初诊时已属中晚期，早期发现就显得非常关键。因此提醒大家更要有预防意识，建议每年定期带父亲进行体检，及时筛查前列腺癌。守护父亲的健康，做他的健康靠山。

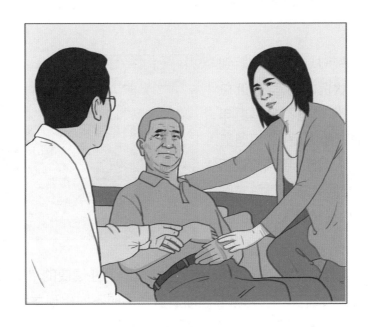

前列腺癌筛查主要有两种手段：一是直肠指检，二是前列腺特异抗原（PSA）筛查。

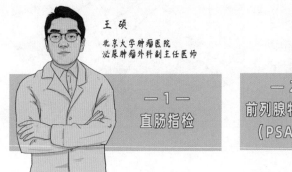

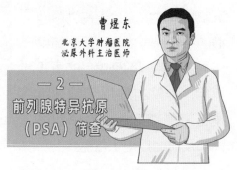

所谓"指检"就是指由医生将手指伸进肛门，感受前列腺的大小、质地，有无结节等，是一种简单快捷而又高效的检查方式，往往有意外发现。

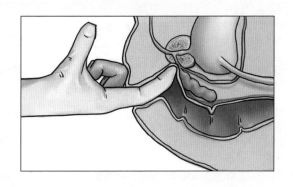

怪不好意思的。

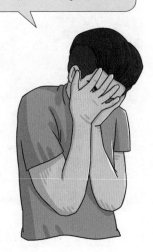

但对大多数人来说，直肠指检多少有一些痛苦和羞耻感，因此比较避讳甚至是排斥。

而 PSA 筛查只需简单的抽血检查，更加方便，痛苦感更小且更易被接受。PSA 即前列腺特异性抗原，是前列腺肿瘤的主要标志物。其检测结果作为临床监测前列腺癌的重要指标，能够有效提示前列腺是否有癌变可能，为早期诊断和及时治疗提供依据。

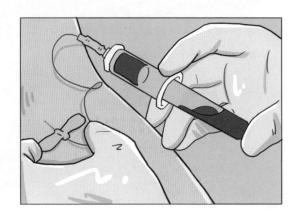

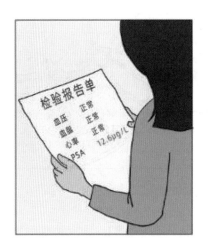

当血清 PSA>4.0ng/mL 时就要提高警惕，需进一步检查，明确诊断。建议 50 岁以上男性每年进行一次 PSA 筛查。

前列腺癌只要发现及时就有极高的概率痊愈，一定要早筛查、早发现、早治疗。此外，除了做好早期筛查和体检外，还需要重视父亲的健康管理，督促他坚持健康的生活习惯——合理膳食，规律作息，不吸烟，不酗酒，注重锻炼。

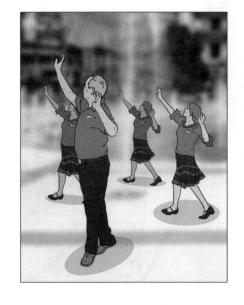

相信世上最美好的事情莫过于我已经长大，你还未老；我有能力报答，你仍然健康！表达对爸爸的爱，就从守护他的"生命腺"做起吧，带他去做个 PSA 筛查，给他贴心的守护！

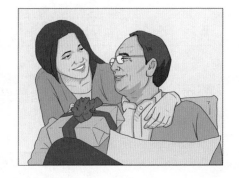

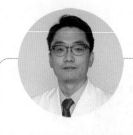

审稿专家

王 硕
北京大学肿瘤医院泌尿外科
副主任医师 医学博士

中国抗癌协会泌尿肿瘤专委会青年委员
北京医学会泌尿外科学分会青年委员
北京抗癌协会早癌筛查专委会委员
北京医学会鉴定专家库专家
北京性腺轴疾病防治研究会 理事

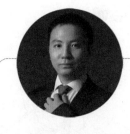

审稿专家

曹煜东
北京大学肿瘤医院泌尿外科 主治医师

北京抗癌协会早癌筛查专业委员会秘书
毕业于北京大学医学部，获外科学博士学位。多次作为讲者在中华医学会泌尿外科年会（CUA）、美国泌尿外科年会（AUA）等进行大会发言。参与多项国际及国内临床试验。共发表中英文论文十余篇。擅长泌尿系肿瘤及男生殖系肿瘤的综合治疗，包括微创手术治疗、化疗、靶向治疗、免疫治疗等。

关注 PSA: 前列腺健康警示灯!

李大爷体检后发现 PSA 指标异常,儿子顺手在网上一查,结果让父子俩都紧张起来。

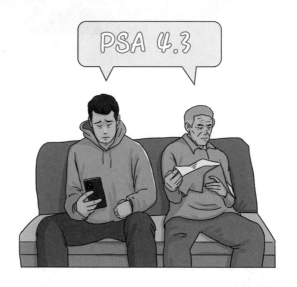

PSA 4.3

其实,最近几个月,李大爷一直被尿频、尿急困扰,但因为身体没有其他的不适,就没放心上。但这份检查结果给了老人当头一棒:难道真是前列腺癌?

非也非也……

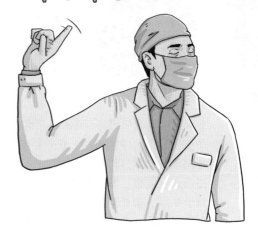

PSA 即"前列腺特异性抗原"，正常值为 0~4ng/mL。如果前列腺上有肿瘤，由于前列腺部分组织的破坏，会造成 PSA 释放入血，血液中 PSA 就会升高。

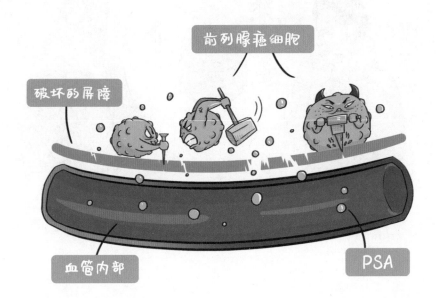

但是请注意!

PSA 可不叫前列腺"癌"特异性抗原，也就是说，除了前列腺癌，还有很多其他因素也会引起 PSA 的升高，如良性前列腺增生、前列腺炎、运动、射精、尿路感染、遗传等，另外，还有部分人本身 PSA 值就略高于参考范围。

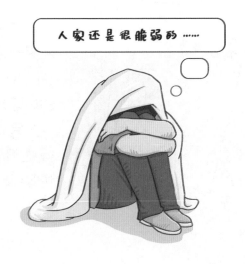

那么，PSA 升高到多少是有问题的呢？

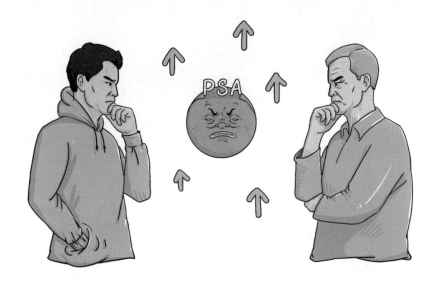

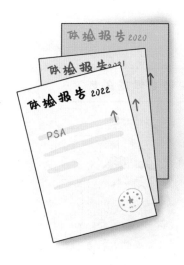

　　通常来说，PSA 超过 10ng/mL，排除以上各种影响因素后，要考虑前列腺癌的可能。如果 PSA 在 4~10ng/mL，则需要参考另一项指标——游离前列腺特异性抗原（FPSA），FPSA 水平越低，患前列腺癌的风险越大。

　　另外要特别注意的是，如果 PSA 进行性升高，哪怕每年只升高 0.5ng/mL 也要引起警惕，可能是前列腺癌的信号。

　　一旦发现 PSA 异常，医生会结合肛门指检结果综合评估患前列腺癌的风险，必要时还要做影像学检查（超声、磁共振等）。

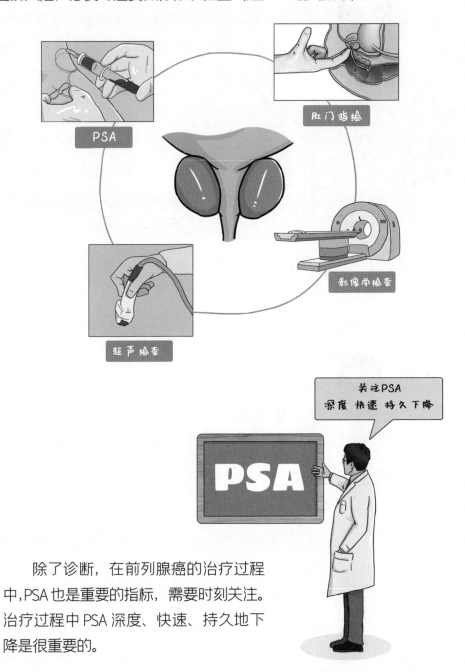

　　除了诊断，在前列腺癌的治疗过程中，PSA 也是重要的指标，需要时刻关注。治疗过程中 PSA 深度、快速、持久地下降是很重要的。

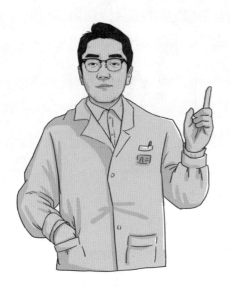

总的来说，虽然PSA升高≠前列腺癌，但通过这项指标，我们可以早期发现前列腺癌，发现越早，治疗效果越好。如果发现自己PSA升高也不要过于焦虑，及时就医并听医生的话进行解读、诊断及治疗就好。

治疗过程中PSA波动了也不要慌，切莫擅自调整治疗，仅PSA的波动不是停药换药的指征，要多跟临床医生沟通，综合判断，坚持治疗才能最大地获益。

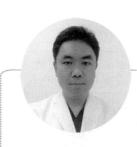

审稿专家

汤小虎
北京京西肿瘤医院泌尿外科
副主任医师

第十节 不容忽视的泌尿系统肿瘤

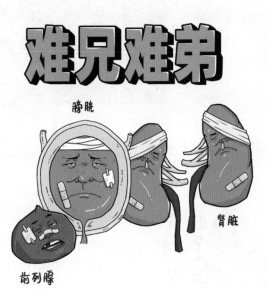

难兄难弟

膀胱

肾脏

前列腺

在很多人的印象当中，泌尿系统肿瘤是个比较"小众"的肿瘤。其实，泌尿系统肿瘤并不是大家认为的"男性才得的病""发病率很低的小众疾病"。真相是，泌尿系统肿瘤是男女都会得的病，发病率还不低。

发生于泌尿系统任意部位的肿瘤都属于泌尿系统肿瘤，如肾、肾盂、输尿管、膀胱、尿道、前列腺等位置，都有发生癌症的可能。其中男性最常见的三类是前列腺癌、膀胱癌、肾癌（前列腺癌前面已讲）。

泌尿系统肿瘤不容忽视，我们应该对这类肿瘤多多了解。

又在吸烟？还在憋尿？小心膀胱癌！

相信每个人都有过憋尿的经历，如在重要会议、逛街、游戏开黑等"情非得已"的情况下。那么，憋回去的尿都去了哪儿？

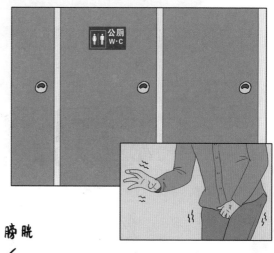

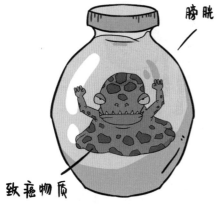

膀胱

致癌物质

其实它依然积存在膀胱，无路可逃，每当这时，由于有毒物质不能及时排出，延长了尿液中致癌物质对膀胱的作用时间，从而容易诱发膀胱癌。

膀胱癌是专指起源于膀胱尿路上皮黏膜的恶性肿瘤，其中90%以上患者为尿路上皮癌，还有其他特殊类型，如鳞癌、小细胞癌、腺癌，这一部分肿瘤占的比例较小。

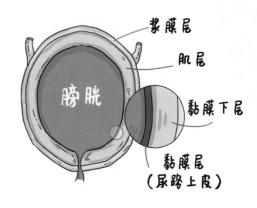

浆膜层

肌层

黏膜下层

膀胱

黏膜层
（尿路上皮）

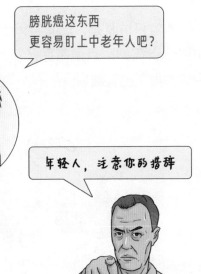

有人可能会想：

血尿为膀胱癌最常见的首发症状，85％的患者会出现"间歇无痛性全程肉眼血尿"。

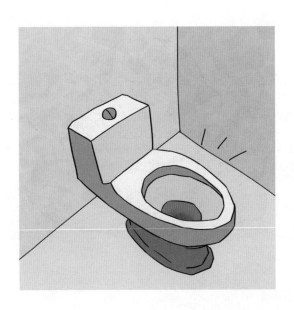

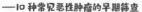

通俗来讲就是，患者某天出现了血尿症状，甚至可能有血块，但排尿没有痛感，且通常尿几次，症状就自行消失了，但一段时间后，会突然再次出现血尿。

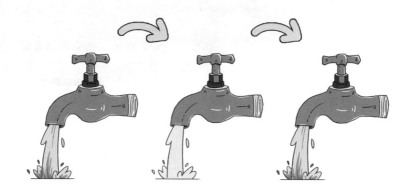

之所以会出现这种情况，是因为肿瘤表面的毛细血管破裂后会愈合，血尿自行消失后，依然会再次出现。

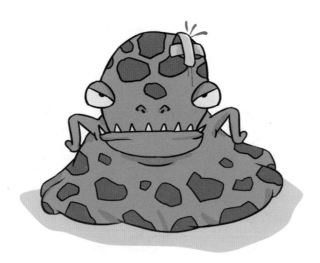

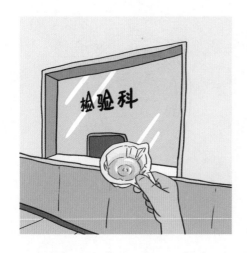

当出现这种症状时，一定要警惕膀胱癌！

当然，血尿的原因有很多。遇见血尿的患者需要前往正规医院详细问诊、规范检查。

与膀胱癌相关的危险因素有以下几种：

1. 长期接触芳香胺类的职业，如染料、皮革、印刷、油漆等。

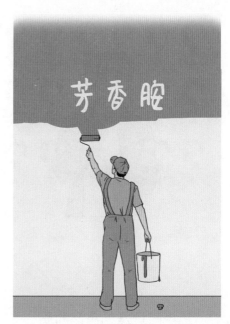

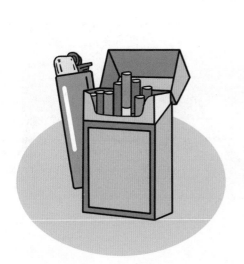

2. 吸烟，可使膀胱癌危险率增加 2 ～ 6 倍。

175

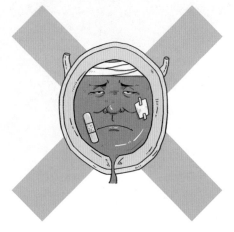

3. 膀胱慢性感染，譬如膀胱内有结石以及慢性炎症，都会增加膀胱癌的患病概率。

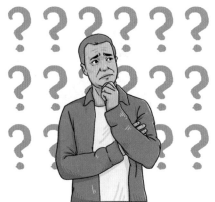

其中，吸烟被公认为膀胱癌发生的最大诱因。

超声检查是初步诊断膀胱癌首选的无创伤方法之一。

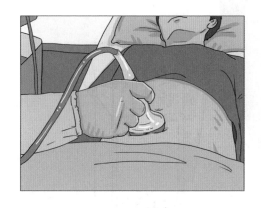

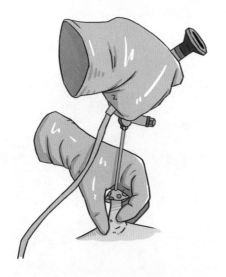

膀胱镜检查则是最直接和最敏感的诊断方法。

膀胱癌若能在早期发现，10 年存活率可高达 90% 以上。

对肿瘤基底部位于黏膜或黏膜下层的表浅肿瘤可以通过微创的经尿道膀胱肿瘤切除术把局部膀胱肿瘤完整切除，可达到治愈效果。

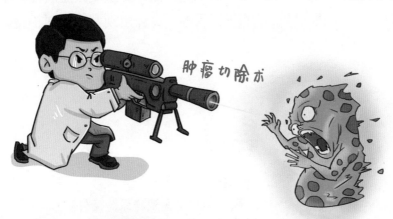

肿瘤切除术

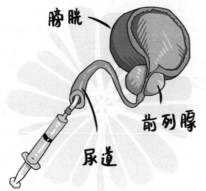

膀胱

前列腺

尿道

患者术后应定期做膀胱镜的复查，甚至对于一部分患者还需要做膀胱药物灌注来防止或者减少膀胱肿瘤的复发。

想要避免膀胱癌，日常生活
中，我们应该怎么做？

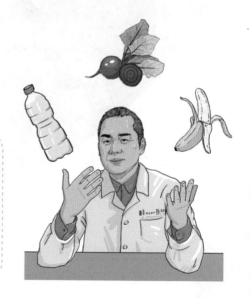

多喝水；

戒烟、戒酒；

坚持科学饮食习惯，多吃新鲜
蔬菜和水果；

尽量避免憋尿。

在和癌症的斗争中预防和筛查永远比治疗更重要。膀胱癌并不可
怕，大家平时注意保持良好的生活习惯，身体出现状况及时检查，争
取早诊、早治是关键!

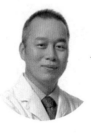

审稿专家

杜 鹏
北京大学肿瘤医院泌尿肿瘤外科
行政副主任 主任医师

中国医药卫生事业发展基金会肿瘤筛查与防治专家委员会候任主委
北京抗癌协会早癌筛查专业委员会主任委员
北京医学会泌尿外科分会机器人学组委员
北京抗癌协会泌尿肿瘤分会委员
CSCO尿路上皮委员会委员
中华医学会医疗事故鉴定专家

肾癌是"沉默的杀手"，请重视身体发出的这3个信号

23岁的小高前段时间参加了公司组织的体检，意外发现右肾有个肿块。体检医生建议他尽快到医院详细复查，最终，小高被诊断为肾癌。

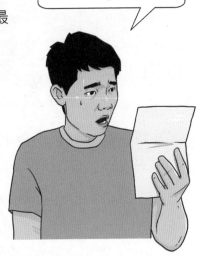

是不是搞错了？
我一点儿感觉都没有。

医生表示，和其他癌症相比，肾癌是又一个"沉默的杀手"。

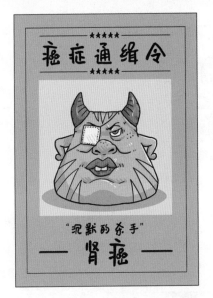

★★★★★
癌症通缉令
★★★★★

"沉默的杀手"
—— 肾癌 ——

这是因为，早期肾癌基本没有明显症状。临床中，60%~70%的肾癌患者是在体检或其他疾病检查中无意发现的。

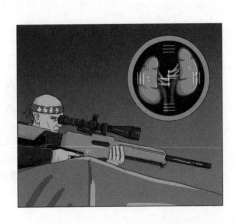

早期肾癌主要包括 I 期和 II 期。

I 期的肾肿瘤局限在肾内，且直径 ≤ 7 厘米。

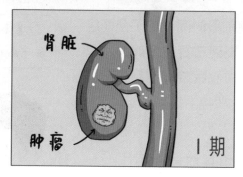

II 期肾肿瘤直径 > 7 厘米。

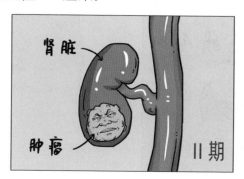

到了 III 期、IV 期肿瘤出现转移后，治愈率也大大降低。其中早期肾癌患者的 5 年生存率大概为 90%，而发生转移的晚期患者，5 年生存率则仅为 10% 左右。

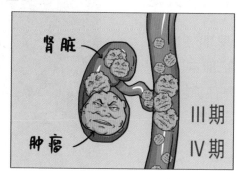

由于早期症状不明显，约20%的肾癌患者在确诊时已属于晚期，即使手术后，仍有约1/3的患者会出现复发和转移，这正是造成肾癌总体治愈率不高的原因。因此，及早发现并查出疾病，就显得尤为重要。

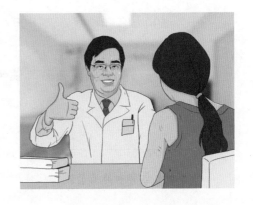

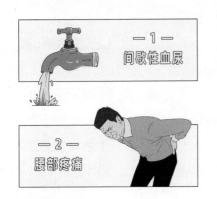

其实，肾癌早期也不是一点症状都没有，当身体发出这些信号时，就预兆着患有潜在的肾癌风险了。

间歇性血尿；
腰部疼痛；
腰腹部有肿块、硬物。

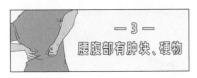

这三点被称为肾癌的三联表现。

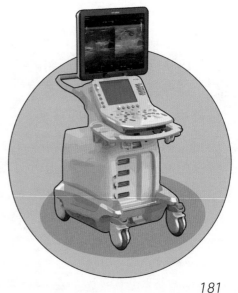

当出现血尿、肿块、腰部酸痛时或许已是肾癌中晚期的症状。因此，提醒大家，每年体检做一次B超检查是早期发现肾癌的最简单方法。

什么样的人容易被肾癌盯上呢？

首先我们要知道肾癌的发生分为遗传性和散发性两种。临床上，仅 3% 左右的肾癌具有家族遗传性，且发病年龄早，通常在 20 ~ 40 岁。

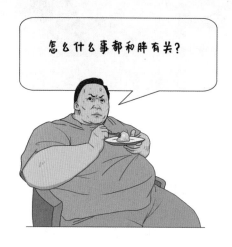

散发性肾癌目前病因不明，可能与某些高危因素相关，其中包括：

1. 吸烟，包含主动吸烟和被动吸烟；

2. 肥胖，可促进肾癌细胞繁殖；

3. 高血压，罹患肾癌的风险是普通人的 2 倍以上。

这就告诫我们，想远离肾癌，还是要从改变不良生活习惯开始，日常生活中应戒烟、戒酒，避免熬夜，减少高糖、高脂肪食物的摄入，适当进行运动，保持良好的身体素质。

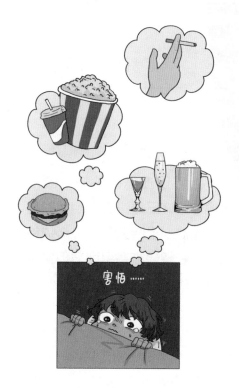

总的来讲，肾癌并不是无药可救，关键在于早发现、早治疗，尤其是 40 岁以上人群，应定期做 B 超检查，防患于未然。一旦出现三联表现，要及时就医。

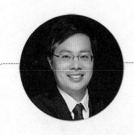

审稿专家

盛锡楠
北京大学肿瘤医院肾癌黑色素瘤内科
副主任 主任医师 教授 博士生导师

中国临床肿瘤学会（CSCO）理事
CSCO青年专家委员会常委
CSCO肾癌专家委员会秘书
CSCO尿路上皮癌专家委员会常委
中国抗癌协会青年理事会常务理事
中国抗癌协会泌尿肿瘤专委会肾癌学组委员
中华医学会泌尿外科分化青委会肿瘤学组副组长
北京抗癌协会泌尿生殖肿瘤专委会青委会主任委员
北京医学会肿瘤分会常委

第十一节 防晒不只是为了美白

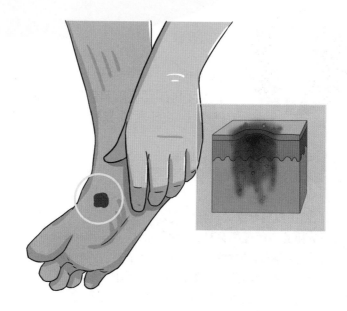

电影《非诚勿扰》里，孙红雷扮演的李香山因为身上的一颗黑痣，检查出黑色素瘤，被告知身患绝症，因此发生了一连串啼笑皆非的故事。

提到黑色素瘤，人们往往能够想到的是阳光照射引起的一种皮肤癌症。其实，黑色素瘤可以发生于身体的任何部位，包括非阳光照射的区域。

相比而言，欧美白种人的黑色素瘤常发生于阳光暴露的部位，如面部、颈部、胸背部，以及上下肢的皮肤。而在中国人等亚裔身上，黑色素瘤则常见于一些"隐蔽"的部位，如手掌、足底、脚趾、手指末端、（指）趾甲下，甚至我们的鼻腔、口腔、消化道、生殖道的黏膜以及眼部等较少甚至无阳光照射的部位。

以为长了颗痣结果却是黑色素瘤？

小高脸上有颗痣，但每天朝夕相处，已经忽略了它的存在。直到同事偶然间的一句闲聊："你脸上这个黑痣，最近是不是变大了？"让小高心里有点儿慌，当天下午就去了皮肤科。

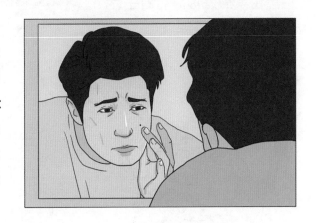

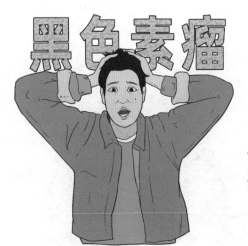

黑色素瘤

在医生的建议下，小高做了皮肤镜检查，竟然真的是黑色素瘤。

但好在发现及时，积极配合治疗，不久便痊愈了。

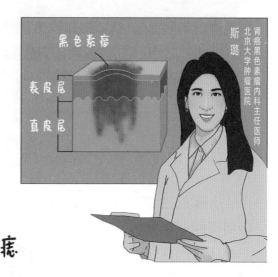

黑色素瘤

表皮层

真皮层

斯璐

北京大学肿瘤医院

肾癌黑色素瘤内科主任医师

由于黑色素瘤与普通黑痣十分相似，虽然就长在皮肤表面，人们却常常对它"视而不见"。因此，认识恶性黑色素瘤是提高患者生存率和治愈率的关键。

首先，我们要知道色素痣和黑色素瘤分别是什么。色素痣是最常见的良性皮肤肿瘤，一般来讲，对人体是无害的。

而黑色素瘤是恶性程度较高的皮肤肿瘤，生长速度快且容易转移，对人体的危害很大。

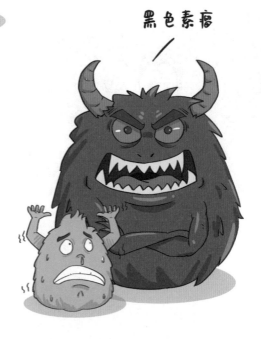

虽然这两者有着本质区别，但其中也蕴含了千丝万缕的联系。如果经常人为地刺激黑痣，如到美容机构反复点痣或经常把痣抠破，就可能会使黑痣变成恶性黑色素瘤。

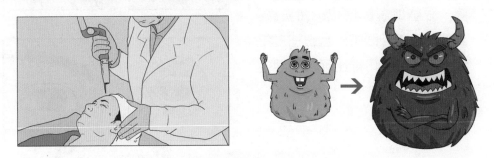

那么，如何判断自己是否长了黑色素瘤？其实可通过"ABCDE 法则"进行早期诊断。

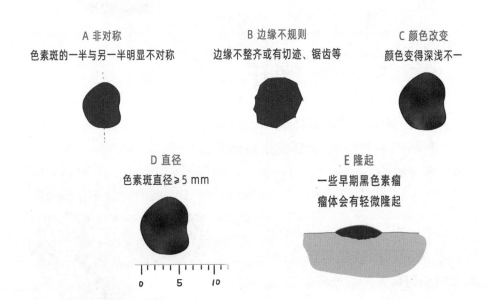

A 非对称
色素斑的一半与另一半明显不对称

B 边缘不规则
边缘不整齐或有切迹、锯齿等

C 颜色改变
颜色变得深浅不一

D 直径
色素斑直径≥5 mm

E 隆起
一些早期黑色素瘤
瘤体会有轻微隆起

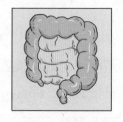 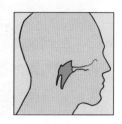

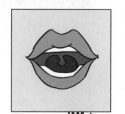 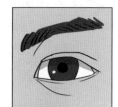

需要注意的是，恶性黑色素瘤虽然常见于皮肤，但并不是只发生在皮肤上，也会出现在黏膜、眼脉络膜等部位，如直肠、鼻咽、口腔、眼睛，且根据发生部位不同患者可能出现的早期症状也不同。

皮肤、肢端恶性黑色素瘤早期症状：

皮肤上的痣快速增大；

发生瘙痒、出血、溃疡等症状；

眼葡萄膜黑色素瘤早期症状：

飞蚊症、瞳孔形状改变、视力缺损模糊等症状；

黏膜恶性黑色素瘤的早期症状：

与具体位置有关；

发生在鼻腔内会导致鼻塞、出血等；

直肠的恶性黑色素瘤可能引起血便、梗阻等。

目前，唯一可以确定皮肤恶性黑色素瘤的病因就是与过度接受紫外线照射有关，紫外线中的 UVA 与 UVB 都能诱导黑色素瘤的产生，其中 UVB 是致癌的主要原因。

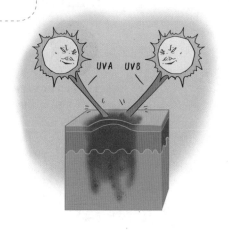

因此，想要预防黑色素瘤就要求我们做好以下几点：多吃抗氧化、富含维生素C的食物；日常做好防晒工作；良性痣能不祛就不祛，避免黑痣受到刺激；发现异常尽快到正规医院进行检查。

恶性黑色素瘤一旦扩散很难治愈，除早期手术切除外，缺乏特效治疗。因此，早诊早治就显得尤为重要。

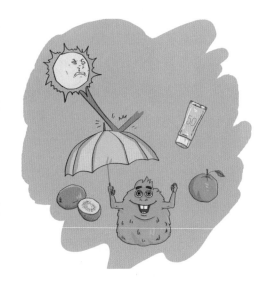

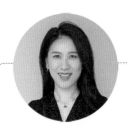

审稿专家

斯 璐
北京大学肿瘤医院肾癌黑色素瘤内科
主任医师 教授 硕士生导师

《CSCO黑色素瘤诊治指南》执笔人
《CSCO免疫检查点抑制剂相关毒性管理指南》执笔人
CSCO黑色素瘤专家委员会 副主任委员
CSCO神经系统肿瘤专委会 副主任委员
北京医学奖励基金会脑转移瘤专委会 副主任委员
CSCO免疫治疗专委会 常委
CSCO罕见肿瘤专委会 常委
CSCO青年专家委员会 常委
CSCO患者教育专家委员会 常委
《肿瘤学杂志》青年编委 副主编
*CLINICAL CANCER RESEARCH*审稿专家

致谢

特别感谢国家科技部重点研发计划项目《中国结直肠肿瘤筛查和干预技术研究》(2017YFC1308800)的支持

特别感谢专精特新"小巨人"企业——北京医准智能科技有限公司的支持